カテーテルアブレーションのための
チャートで学ぶ
トラブルシューティング！

編集 山根禎一　東京慈恵会医科大学循環器内科教授

MEDICAL VIEW

本書では，厳密な指示・副作用・投薬スケジュール等に付いて記載されていますが，これらは変更される可能性があります．本書で言及されている薬品については，製品に添付されている製造者による情報を十分にご参照ください．

Trouble Shooting for Catheter Ablation
(ISBN 978-4-7583-1437-4　C3047)

Editor:　Teiichi Yamane

2017. 4. 1　1st ed.

©MEDICAL VIEW, 2017
Printed and Bound in Japan

Medical View Co., Ltd.
2-30 Ichigaya-hommuracho, Shinjuku-ku, Tokyo 162-0845, Japan
E-mail　ed@medicalview.co.jp

序　文

　カテーテルアブレーション治療の発展とともに，過去には治すことが不可能であった多くの不整脈が根治治療可能な時代を迎えています．治療の現場では数多くの先端医療機器が導入され，それらを使いこなして複雑な不整脈を治療するためのノウハウを集めた医学書も驚くほどたくさん出版されており，これからアブレーション手術の勉強を始める若い先生方には恵まれた時代だと感じます．

　一方で，カテーテルアブレーション治療は常に合併症の発生と隣合わせであり，より治療困難な症例を対象とするに従って，リスクが増加することは必然です．しかし，治療の華やかな陽の面とは異なり，合併症や治療困難例という陰の面にはなかなか目を向けることが少なく，トラブルシューティングを集中的に扱った専門書はほとんどないのが実情です．

　本書では，カテーテルアブレーション治療のエキスパートの先生方にお願いし，長い治療経験のなかで遭遇した合併症への対策についての"Tips"を披露していただきました．臨床的にエビデンスのある対処法から個人的な秘伝まで，多くの合併症対策を掲載することができましたので，ベテランの先生からビギナーの先生まで幅広くお役立ていただけるものと確信しています．

　合併症が生じたときに，すぐに対処できるようにチャート式の記載を用いた本書は，実際の臨床現場ですぐに役立つことを目指して作成しました．是非，カテーテル室に常備して，日々の臨床に役立てていただきたいと思います．

平成29年2月

東京慈恵会医科大学循環器内科教授

山 根 禎 一

Contents

chapter I | おさらい カテーテルアブレーション基本手技

1 心房細動 .... 山根禎一　2

術中管理　2
1. 患者入室時　2
2. 血管穿刺　2
3. 食道温モニターの挿入　3
4. 麻酔　3
5. 基本的なカテーテル留置（CSカテーテルの挿入）　4
6. 心房中隔穿刺　4
7. 肺静脈造影　7
8. 3Dマッピングシステムの導入　8
9. 抗凝固療法と術中ACTの測定　8
10. 肺静脈電位の確認と肺静脈隔離　10
11. 右房峡部の焼灼　11
12. ATPによるdormant伝導の誘発およびnon-PV fociの誘発　11
13. クライオバルーンアブレーションの場合　12
14. 手技の終了：カテーテル抜去, 抗凝固のリバース　13

周術期管理　13
1. 術後管理　13

2 心室頻拍 .... 合屋雅彦　14

術前　14
1. 適応　14
2. 術前評価　14

術中　18
1. 術中の注意点　18
2. 合併症　21

術後　21
1. 術後管理　21

3 発作性上室頻拍・心房粗動 .... 金山純二, 里見和浩　22

通常型心房粗動（common AFL）　22
1. 基本的なカテーテル留置　22
2. EPS　22
3. 右房峡部の焼灼　22
4. 両方向性ブロックの確認　25

WPW症候群・AVRT　25
1. 基本的なカテーテル留置　26
2. EPS　26
3. 副伝導路の焼灼　27
4. エンドポイントの確認（治療困難な房室回帰性頻拍への対処）　28

AVNRT　29
1. 基本的なカテーテル留置　31
2. EPS　31
3. 遅伝導路の焼灼　33
4. エンドポイントの確認　34

4 小児へのアブレーション .... 住友直方　35

術中管理　37
1. 患者入室時　37
2. 鎮静および麻酔　37

- 3 血管穿刺　38
- 4 抗凝固療法と術中 ACT の測定　39
- 5 カテーテルの選択　39
- 6 心房中隔穿刺　41
- 7 3D マッピングシステムの導入　41
- 8 合併症　41
- 9 手技の終了，カテーテル抜去　42

周術期管理　42
- 1 術後管理　42

chapter II | 実践　こんなときどうする!? トラブルシューティング

1 心房細動アブレーション

合併症対策編

a 血栓塞栓症 ……………………………………………………………… 樫村 晋，髙月誠司　44
- 基礎知識 発症頻度と予防の重要性　45
- 対策 1 経食道心エコーの施行　45
- 対策 2-1 心房中隔穿刺前からのヘパリン投与の開始　46
- 対策 2-2 カテーテルのインピーダンス上昇に留意　46
- 対策 2-3 電気的除細動は最低限に留める　46
- 対策 3 速やかな抗凝固療法の再開　47
- 対策 4 慎重な抗凝固療法中止時期の検討　47

b 心タンポナーデ ………………………………………………………………… 山根禎一　48
- 対策 0 治療直前の心エコーを記録しておく　49
- 対策 1 発生の素早い認知　49
- 対策 2 心エコーで心嚢水の有無を確認　50
- 対策 3 少量の心嚢水が確認された場合　50
- 対策 4 中等量以上の心嚢水貯留があった場合　50
- 対策 5-1 血液製剤の使用を考慮する　51
- 対策 5-2 DOAC の中和　51
- 対策 5-3 外科的開胸術　51

c 肺静脈狭窄 ……………………………………………………………………… 山下省吾　52
- 対策 0-1 術前に造影心臓 CT を施行　53
- 対策 0-2 術中の肺静脈造影と 3D マッピングシステムにおける CT マージ　53
- 対策 1 術後の非特異的症状, follow-up CT　53
- 対策 2 CT による肺静脈狭窄の評価　54
- 対策 3 血行再建術　54

d 食道神経障害 …………………………………………………………………… 髙橋良英　58
- 対策 0-1 食道造影により食道の位置を確認する　59
- 対策 0-2 CT で左房と食道の距離を確認する　59
- 対策 0-3 アブレーション時に食道温度モニターを使用する　59
- 対策 1 嘔吐や腹部膨満などの症状のチェック　60
- 対策 2 CT による胃の拡張を確認, 上部消化管内視鏡による胃蠕動運動低下の確認　61
- 対策 3 食事摂取可能な場合　61
- 対策 4 食事摂取不能な場合　62
- 対策 5 外科的治療　62

e 食道瘻 …………………………………………………………………………… 山根禎一　64
- 対策 0 食道瘻の発生を未然に防ぐ　65
- 対策 1 食道瘻発生を疑う　67
- 対策 2 食道瘻の確定診断　67
- 対策 3 食道瘻への対処　68

f リングカテーテルの離脱困難（トラッピング） ...... 髙橋良英　70
- 対策 ⓪-1 リングカテーテルは左房後壁にあててから，後壁に沿って肺静脈に挿入する　71
- 対策 ⓪-2 リングカテーテルの操作時は時計方向にトルクをかける　72
- 対策 ⓪-3 リングカテーテルのサイズを慎重に選択する　72
- 対策 ❶ リングカテーテルのトラップを素早く認知する　72
- 対策 ❷ リングカテーテルのトラップを透視で確認　72
- 対策 ❸ リングカテーテルに時計方向のトルクをかける　72
- 対策 ❹ ロングシースをリングカテーテルの近くまで進め，シース内にリングカテーテルを収納する　72
- 対策 ❺ 外科的治療　72

g 血胸・気胸 ...... 松尾征一郎　74
- 対策 ⓪ 術前の胸部X線・呼吸状態の把握　75
- 対策 ❶ 発生の認知　75
- 対策 ❷ 胸部X線での肺虚脱の確認　75
- 対策 ❸ 手技中止・CT・各種血液検査施行　76
- 対策 ❹-1 虚脱軽度（胸水なし）　76
- 対策 ❹-2 虚脱中等度以上（胸水なし）　76
- 対策 ❹-3 虚脱あり（胸水あり）　78
- 対策 ❺-1 抗凝固療法の中和　78
- 対策 ❺-2 貧血などに対する補充療法　78
- 対策 ❺-3 出血源の外科的止血術　79

h 横隔神経麻痺 ...... 國富 晃，髙月誠司　80
- 対策 ⓪-1 横隔神経の走行の特徴を知る　81
- 対策 ⓪-2 上大静脈隔離の適応を慎重に決定する　82
- 対策 ⓪-3 クライオバルーンアブレーションは横隔神経麻痺のリスクが非常に高いためCMAPを併用する　82
- 対策 ❶ ハイリスク部位で通電前にペーシングを行い横隔膜捕捉の有無を確認する　83
- 対策 ❷ 通電中の横隔神経ペーシングによる横隔膜捕捉低下の素早い察知　84
- 対策 ❸ 横隔膜捕捉の減弱を認めた場合　84
- 対策 ❹ 横隔神経麻痺を認めた場合　85
- 対策 ❺ 術後も横隔神経麻痺が遷延した場合　85

i 房室ブロック・洞不全 ...... 岡田真人，井上耕一　88
- 対策 ⓪ 患者固有の洞機能・房室結節機能を推測する　89
- 対策 ❶ 穿刺時の徐脈　89
- 対策 ❷ 肺静脈隔離中の徐脈　90
- 対策 ❸ 追加通電を行う場合　93
- 対策 ❹ 手技後も徐脈が問題となる場合　94

j 心房中隔内へのカテーテルの迷入 ...... 松尾征一郎　96
- 対策 ⓪ 適切な心房中隔穿刺　97
- 対策 ❶ 発生の認知　97
- 対策 ❷-1 左前斜位での確認　97
- 対策 ❷-2 左側臥位での確認　98
- 対策 ❸-1 カテーテル深達度が浅い　98
- 対策 ❸-2 カテーテル深達度が深い　98
- 対策 ❹-1 左房からの漏れなし　99
- 対策 ❹-2 左房からの漏れあり　99
- 対策 ❹-3 中隔造影のみ　99
- 対策 ❹-4 左房からの漏れあり　99
- 対策 ❺-1 心タンポナーデなし　99
- 対策 ❺-2 心タンポナーデあり　99

治療困難な症例編

a 肺静脈隔離困難 ...... 山下省吾　100
- 対策 ⓪-1 術前に造影心臓CTを施行　101
- 対策 ⓪-2 円周状マッピングカテーテルを肺静脈前庭部に留置　102
- 対策 ❶ 電位指標肺静脈隔離術　103

- 対策 ❷ 洞調律下での肺静脈隔離　103
- 対策 ❸ -1 肺静脈電位の判別　104
- 対策 ❸ -2 円周上マッピングカテーテルの位置変更, 高密度マッピングによる GAP 同定　108
- 対策 ❸ -3 適切な焼灼ができているか, 食道温の上昇　108

b ブロックライン未完成　………………………………………………………………… 松尾征一郎　110
- 対策 ❶ 適切な症例選択　111
- 対策 ❶ 正確なブロックラインの評価　111
- 対策 ❷ ブロックライン未完成　113
- 対策 ❸ ライン上 GAP の確認　113
- 対策 ❹ 可変式シースへの変更　114
- 対策 ❺ -1 心外膜マッピング　114
- 対策 ❺ -2 high-density マッピング　115

c non-PV 起源の同定困難　………………………………………………… 田中耕史, 井上耕一　116
- 対策 ❶ 起源の同定を徹底的に行う　117
- 対策 ❶ non-PV 起源の同定が困難な場合, まずは肺静脈隔離を行う　118
- 対策 ❷ non-PV 起源を誘発する　119
- 対策 ❸ -1 抗不整脈薬負荷下に行う　119
- 対策 ❸ -2 最早期興奮部位周囲を面状にアブレーションする　119

2 心室頻拍アブレーション

a 心外膜起源への焼灼　…………………………………………………… 三輪陽介, 副島京子　122
- 基礎知識 心外膜側アブレーションが必要な状況を評価する　123
- 対策 ❶ 術前に心外膜起源の可能性を評価する　124
- 対策 ❶ 基礎心疾患による推定　124
- 対策 ❷ 心臓 MRI による画像診断　124
- 対策 ❸ 心電図による推定　125
- 対策 ❹ 心腔内エコーによる評価　125
- 対策 ❺ 心内膜側からのアブレーションが無効な場合　125
- 対策 ❻ 抗凝固療法の中止・中和, 心外膜穿刺　127
- 対策 ❼ 心外膜アブレーション　128

b 血行動態不安定 VT へのアプローチ　……………………………………………… 合屋雅彦　130
- 対策 ❶ ICD が複数回作動するも, 停止後に受診・VT のため蘇生後に受診　131
- 対策 ❶ 電気生理検査で VT 誘発し, 標的 VT を同定　131
- 対策 ❷ 3D マッピングシステムを用いた substrate mapping　132
- 対策 ❸ 異常電位記録部位を検索（ペーシングを併用して機序を推定）　132

c VT storm への対応　………………………………………………………………… 関口幸夫　134
- 対策 ❶ 治療前に器質的心疾患, 心機能を確認しておく　135
- 対策 ❶ 除細動機器の準備　135
- 対策 ❷ Storm 時の血行動態の把握　136
- 対策 ❸ 3D マッピングシステムを用いた activation map の作成　136
- 対策 ❹ 頻拍停止　137
- 対策 ❺ 頻拍出現頻度がさほど多くない場合　137
- 対策 ❻ 頻拍出現頻度が多い場合　137
- 対策 ❼ 頻拍が持続的に出現, もしくは停止しない場合　138

d 非典型的流出路 VT へのアプローチ　…………………………………… 三輪陽介, 副島京子　140
- 対策 ❶ 流出路起源 VT の鑑別診断　141
- 対策 ❶ 左室流出路・大動脈洞起源の場合　141
- 対策 ❷ LV summit 起源の場合　141
- 対策 ❸ 僧帽弁輪起源の場合　143
- 対策 ❹ 右室流出路・心室中隔深部起源の場合　143
- 対策 ❺ His 束近傍起源の場合　144

e 冠動脈損傷　………………………………………………………………………… 徳田道史　146
- 基礎知識 冠動脈損傷の発生とその予防　147

対策❶ 早期発見のための術前の対策　150
　　　対策❶ 発生の早期発見　151
　　　対策❷ 冠動脈損傷を確認　151

f 心外膜穿刺の際の心臓および他臓器の損傷　関口幸夫　152
　　　対策❶ 治療直前のエコーを確認する　153
　　　対策❶ ガイドワイヤーの走行確認　153
　　　対策❷ ガイドワイヤーの再挿入　154
　　　対策❸ 血行動態確認　154
　　　対策❹ エコーで心嚢水の有無を確認　154
　　　対策❺ エコーで腹水の有無を確認　154
　　　対策❻ X線透視で肺野確認　154
　　　対策❼ 心嚢ドレナージ　155
　　　対策❽-1 血液製剤準備・冠動脈造影を検討　155
　　　対策❽-2 血液製剤準備・外科的開胸術を検討　155

g 心タンポナーデ（心室頻拍に特有のもの）　徳田道史　156
　　　基礎知識 心室頻拍アブレーション中の心タンポナーデ　157
　　　対策❶ 早期発見のための術前対策　158
　　　対策❶ 心拍動の注意深い観察・心腔内エコーの併用　159
　　　対策❷ 心嚢液の貯留を確認したら　159
　　　対策❸ 心嚢液の増加・血圧低下（緊急事態）　159
　　　対策❹ 血圧低下が遷延，ドレナージ量が減少しない　160

3　発作性上室頻拍・心房粗動に対するアブレーション

a 房室ブロック　里見和浩　162
　　　基礎知識 房室ブロックの発症頻度　163
　　　対策❶ 房室ブロックの予防　163
　　　対策❶-1 AVNRT　163
　　　対策❶-2 ATP 感受性心房頻拍　164
　　　対策❶-3 上中隔副伝導路　165
　　　対策❶-4 心室期外収縮　167
　　　対策❶-5 BBRT　167
　　　対策❷ ブロックになってしまったら　167

b 心タンポナーデ　深水誠二　168
　　　基礎知識 心タンポナーデとは　169
　　　対策❶-1 カテーテル操作　170
　　　対策❶-2 高周波通電の際の pop 現象　172
　　　対策❶ 心エコーでの早期診断　172
　　　対策❷ 血行動態安定・少量の心嚢水　172
　　　対策❸ 中等量以上の心嚢水　172
　　　対策❹ 開胸手術　174
　　　対策❺ 心嚢ドレナージ後に注意すべき点　175

c 治療困難な副伝導路への対処　深水誠二　176
　　　対策❶ 不十分なリージョン形成　177
　　　対策❷ 局所電位の解釈困難　179
　　　対策❸ 非典型的な走行　182
　　　対策❹ 解剖学的異常　184
　　　対策❺ ハイリスク部位　184
　　　対策❻ 頻拍機序診断の誤り　184

d 治療困難な心房粗動への対処　里見和浩　186
　　　基礎知識 CTIの解剖学的特徴とアブレーション　187
　　　対策❶ カテーテルポジションの変更　188
　　　対策❷ アブレーションラインの変更　188
　　　対策❸ 3Dマッピングによる確認　189

4 小児アブレーション

a 左鼠径部からカテーテルが進まない……………………………住友直方 190
- 対策 ❶ 側面透視の撮像　191
- 対策 ❶ ロングシースの使用　192

b 鼠径静脈が閉塞している……………………………………………熊本 崇 194
- 基礎知識 小児不整脈の現状　195
- 対策 ❶ 過去の手術記録，カテーテルレポートを確認する　195
- 対策 ❶ 閉塞の有無を確認する　196
- 対策 ❷ 大腿静脈以外の静脈路を検索する　196

c TCPCバッフルへ穿刺ができない……………………………………青木寿明 200
- 対策 ❶ CTの撮像，手術歴の確認，準備物品　201
- 対策 ❶ 穿刺できない場合　202
- 対策 ❷ 穿刺はできたが，シースが進まない場合　203

5 各疾患に共通する合併症

a 末梢血管トラブル（大腿動静脈の穿刺関連合併症）……江島浩一郎 204
- 対策 ❶ 十分な知識を身につけて手技に臨む　205
- 対策 ❶ 血腫の発生　206
- 対策 ❷ 仮性動脈瘤の発生　206
- 対策 ❸ 血腫の発生（ショックバイタル）　207
- 対策 ❹ 後腹膜血腫の発生　208
- 対策 ❺ 動静脈瘻の発生　208
- 対策 ❻ 用手圧迫　208

b 麻酔関連トラブル（無呼吸・低換気）……………………………宮内靖史 210
- 対策 ❶ 術前評価・適切な鎮静　211
- 対策 ❶ 適切なモニタリング　211
- 対策 ❷ 無呼吸・低換気：閉塞性か中枢性かの確認　213
- 対策 ❸ 閉塞性無呼吸・低換気　213
- 対策 ❹ 中枢性無呼吸・低換気　214

chapter III｜予防策　トラブルを未然に防ぐには？

予防策：トラブルを未然に防ぐには？……………………………天谷直貴，夛田 浩 216

術前　216
- ❶ 術前（アブレーション前）評価　216
- ❷ 心疾患やそのほかの合併疾患の把握　216
- ❸ 経胸壁心エコー検査および経食道心エコー検査　217
- ❹ セデーション　218
- ❺ 電気的除細動　218
- ❻ 心房中隔穿刺　218

術中　220
- ❶ 心臓穿孔・心タンポナーデ　220
- ❷ 冠動脈損傷　221
- ❸ 冠攣縮・空気塞栓　221
- ❹ 刺激伝導系の損傷　221
- ❺ 血栓形成・塞栓症　223
- ❻ 食道関連合併症　224
- ❼ 肺静脈狭窄　224

その他の合併症　226

索引　227

執筆者一覧

編　集

山根 禎一	東京慈恵会医科大学循環器内科教授

執筆者（掲載順）

山根 禎一	東京慈恵会医科大学循環器内科教授
合屋 雅彦	東京医科歯科大学循環器内科准教授／東京医科歯科大学不整脈センター副センター長
金山 純二	東京医科大学循環器内科
里見 和浩	東京医科大学循環器内科准教授
住友 直方	埼玉医科大学国際医療センター小児心臓科教授
樫村　晋	慶應義塾大学医学部循環器内科
髙月 誠司	慶應義塾大学医学部循環器内科准教授
山下 省吾	東京慈恵会医科大学循環器内科
髙橋 良英	国立病院機構災害医療センター循環器内科医長
松尾 征一郎	東京慈恵会医科大学葛飾医療センター循環器内科講師
國富　晃	慶應義塾大学医学部循環器内科
岡田 真人	桜橋渡辺病院心臓血管センター不整脈科
井上 耕一	桜橋渡辺病院心臓血管センター不整脈科長，循環器内科部長
田中 耕史	桜橋渡辺病院心臓血管センター不整脈科医長
三輪 陽介	杏林大学医学部循環器内科
副島 京子	杏林大学医学部循環器内科教授
関口 幸夫	筑波大学医学医療系循環器内科不整脈次世代寄附研究部門准教授
徳田 道史	東京慈恵会医科大学循環器内科
深水 誠二	東京都立広尾病院循環器科医長
熊本　崇	埼玉医科大学国際医療センター小児心臓科 （現・佐賀大学医学部小児科）
青木 寿明	大阪府立母子保健総合医療センター小児循環器科副部長
江島 浩一郎	東京女子医科大学循環器内科
宮内 靖史	日本医科大学千葉北総病院循環器内科部長
天谷 直貴	福井大学学術研究院医学系部門医学領域病態制御医学循環器内科外来医長
夛田　浩	福井大学学術研究院医学系部門医学領域病態制御医学循環器内科教授

chapter I

おさらい
カテーテルアブレーション基本手技

カテーテルアブレーションの基本手技を簡単におさらいします。手技中のどの場面で，どのようなトラブル・合併症が起こるか，⚠️トラブル発生 マークで示しています。⚠️トラブル発生 マークで示したページは，chapter II に連動しています。起こってしまったトラブル・合併症対策の詳細は，chapter II で解説します。まずは手技全体の流れと，起こりうるトラブル・合併症をおさえましょう。

chapter I

1 心房細動

東京慈恵会医科大学循環器内科　**山根禎一**

> 心房細動に対するカテーテルアブレーションの基本手技について記載する。数あるカテーテルアブレーションの手技のなかでも，心房細動アブレーションは特別なものと考えていただきたい。それは，通常レベルを超える細かい注意点を1つ1つチェックし，クリアすることが安全かつ有効な手技の完遂に必須といえるからである。それぞれのコツは過去15年間に何らかの失敗に基づいて培ってきたものであり，是非これから手技を始める方にとって転ばぬ先の杖となることを期待する。

術中管理 >>

1 患者入室時

患者は徒歩またはストレッチャーにて入室する。各種電極（心電図，3Dマッピング用電極，高周波通電用の背部パッチなど）を貼付する。

尿道カテーテル（または尿道に被せるタイプのチューブ）を挿入する。

手術中に無意識で動くことを予防するために，両下肢を膝の部位で手術ベッドに固定する。また，両上肢も体幹の横でベッドに固定する。

2 血管穿刺

患者の右鼠径部に局所麻酔を行ったうえで，大腿静脈をセルジンガー法にて穿刺し，ガイドワイヤーを挿入する（通常3～4本を別々に挿入）。ガイドワイヤーに沿って，カテーテル挿入用のシースを挿入する。

用語解説 ▶ CS
冠静脈洞
（coronary sinus）

右前胸部においても，同様の手技にて右鎖骨下静脈にシースを挿入する（CSカテーテル挿入用）。CSカテーテル用シースの挿入部位は施設によってスタイルが異なり，右外頸静脈や右鼠径部から挿入する施設も多い。オプションとして，術中の動脈圧モニター用の動脈穿刺を左尺骨動脈（手首）または右鼠径部に行う。動脈圧モニターは，術中の患者のバイタルサインチェックや採血（ACT値チェック）に非常に有用であり，是非お勧めしたい。

用語解説 ▶ ACT
活性凝固時間（activated coagulation time）

3 食道温モニターの挿入

左房後壁は食道と近接しており，その焼灼によって食道に加熱効果が波及して重篤な合併症を生じる可能性がある。その予防のために経鼻的に食道内温度モニターを挿入し，左房後壁部位に温度センサーを留置する（セント・ジュード・メディカル社製SensiThremo™または日本ライフライン社製Esophastar™）。

4 麻酔

心房細動アブレーションは，一般の手技よりも長時間を要し，焼灼中の疼痛も強い傾向があるために，麻酔（鎮痛・鎮静）管理には慎重に臨む必要がある。通常，プロポフォールまたはプレセデックスを用いた持続的鎮静を行う。

バイタルサインのチェックとして，血圧，心拍数，酸素飽和度（SpO_2），呼気CO_2モニタリングを施行する。BISモニターを前額部に装着し，鎮静深度のモニターを行うことが望ましい。

心房細動患者にはSASを合併することが比較的多く，鎮静下では気道狭窄によってSpO_2の低下をきたすことや，胸郭運動の亢進によってカテーテル操作に悪影響を及ぼすことが少なくない。ASVやBiPAP®（フィリップス・レスピロニクス社製）を使用することによって改善することが多いが，それでも不十分な場合には以下のような対策が奏功することが多い。

①枕を低くする。
②肩枕を入れる（タオルなど）ことにより，さらに気道を安定させる。
③経口的エアウエイの挿入（舌根沈下を防ぐ目的）
④経鼻的エアウエイの挿入
⑤JED下顎挙上デバイス（Hypnoz Therapeutic Devices社製）（図1）の使用
⑥i-gel®（Intersurgical社製）（図2）の使用

用語解説 ▶ BIS
バイスペクトル指数
（bispectral index）

用語解説 ▶ SAS
睡眠時無呼吸症候群
（sleep apnea syndrome）

用語解説 ▶ ASV
適応補助換気（adaptive support ventilation）

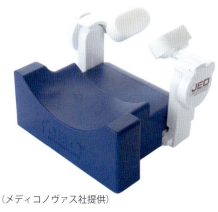

（メディコノヴァス社提供）

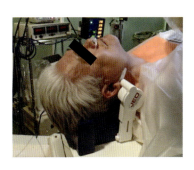

図1　JED下顎挙上デバイス
枕の両側にあごを挙上する仕掛けが装着されており，非侵襲的に気道を確保することが可能である。

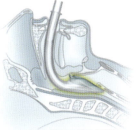

（日本光電工業社提供）

図2　i-gel®
経口的に気管入口部まで挿入することで確実な気道確保を可能とする。

5 基本的なカテーテル留置（CSカテーテルの挿入）（図3）

血管穿刺の後，速やかにCSカテーテルを挿入，留置する．当院では右鎖骨下静脈に留置したシース（6Fr）を介して，5Frの多電極カテーテルを挿入している．この際に，CSのできるだけ深部（大心臓静脈基部）までカテーテル先端を進めて留置するようにしている（これは左肺静脈隔離時に左心耳ペーシングの代用として使用できるほか，左房峡部［左下肺静脈〜僧帽弁］の線状焼灼を行う際の電位評価にも非常に有用である）．

CSは症例によって太さやカーブ，分枝が大きく異なっており，最深部まで先端を進めることがときとして困難なことがある．カテーテル内部にルーメンを有するCS専用カテーテル（セント・ジュード・メディカル社製Lumer［5Fr, 16極カテーテル］）は先端から造影剤を注入してCS形態を把握することが可能であるうえに，ガイドワイヤーを用いてCS最深部までカテーテルを誘導することが可能であり，当院では常用している．

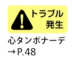
心タンポナーデ
→P.48

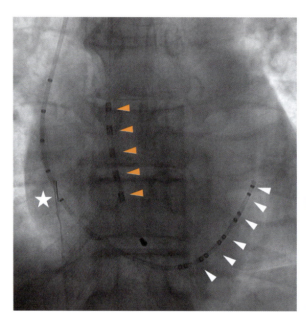

図3　基本的カテーテル留置の画像

冠静脈洞に右鎖骨下静脈経由で多電極カテーテルを留置（▶）．食道内に温度モニター可能な電極カテーテルを留置（▷）．下大静脈より心内エコープローブを右房内に留置している（☆）．

6 心房中隔穿刺

心房細動アブレーションにおいて必須の手技であり，種々のバリエーションへの対応を含めて精通することが肝要である．

① 機材の準備

穿刺針（現在は保険償還されている高周波ニードルを使用することが多い）の根本に圧モニターを接続し，先端まで生理食塩液を満たす．

心タンポナーデ→P.48　　血胸・気胸→P.74　　心房中隔内へのカテーテルの迷入→P.96

2 穿刺針の挿入

用語解説 ▶ SVC
上大静脈
(superior vena cava)

ロングシース（当院ではSL-0を使用）をガイドワイヤー沿いにSVCまで進行させ，ガイドワイヤーを抜いて穿刺針を挿入する（シースの先端から穿刺針が出ないように少々引いておく）（**図4**）。

3 ロングシースの操作

X線透視下にロングシース先端を右房（心房中隔）にゆっくりと降ろしてくる。この際，やや時計方向回転をかけてシース先端が斜め下45°方向を指すようなイメージで操作する（**図5**）。

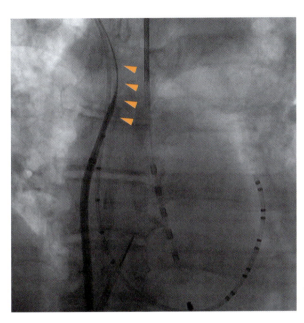

図4　ロングシースの挿入
ロングシース（SL-0）をガイドワイヤー沿いにSVCまで挿入している（▶）。このあとガイドワイヤーを抜いて穿刺針を挿入する。

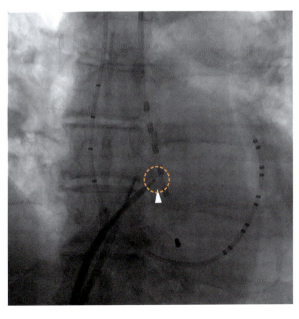

図5
心房中隔卵円窩へのロングシース先端の移動
X線透視下にロングシース（およびその中の穿刺針）を卵円窩（◯）に向けて降ろしてくる（▷）。やや時計方向回転をかけることがコツである。

④ 心内エコーでの確認

用語解説 ▶ **LAO**
左前斜位
(left anterior oblique)

先端が卵円窩に入る際には，通常「ガクン」と落ちるような手応えがある。X線透視のLAO60°（または真横）画像でシース先端がやや後方を向いていることを確認する。また，心内エコーで卵円窩が右房内にテント様に張り出している（テンティング）ことを確認する（高周波ニードルを使用する場合には心内エコーの使用を推奨）（**図6**）。

a

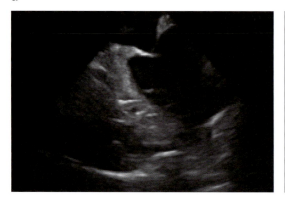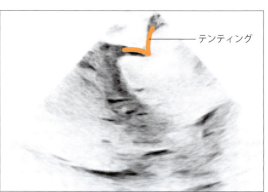

b

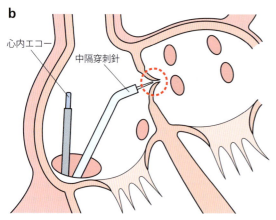

図6 心内エコーによる中隔のテンティングの確認
穿刺針先端が卵円窩に位置していることを，心内エコー上のテンティングで確認する。
a：心内エコー図。心房中隔が針（中隔穿刺針）で圧排され，左房側にテント状に張り出しているのがわかる。
b：心房中隔穿刺時のカテーテル位置のイメージ図。
心内エコーで心房中隔の画像を確認しながら穿刺針で卵円窩を穿刺する。

⑤ 穿刺

シース先端から穿刺針を数mm出し，全体を進めて穿刺を行う（高周波ニードルの場合には高周波通電を行う）。

⑥ 造影剤の注入

穿刺針先端の圧波形が左房圧を呈示していることを確認するとともに，先端から注入した造影剤が左房内に拡散することを確認する（**図7**）。

⑦ ガイドワイヤーの挿入

穿刺針を抜去し，ガイドワイヤーに入れ替える（**図8**）。

⑧ 2本のロングシースの挿入

左房内に2本のロングシースを留置する場合には，別のロングシースにマッピングカテーテルを挿入して卵円窩の穿刺孔を通過させることで，2本目を留置する。

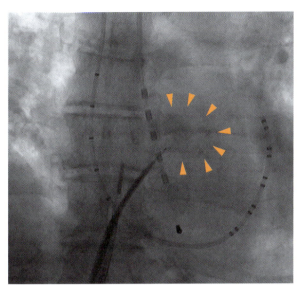

図7 造影剤の注入による穿刺の確認

穿刺施行後,針の先端が左房内に位置している（▶）ことを,圧波形および穿刺針先端から造影剤を注入することで確認する。

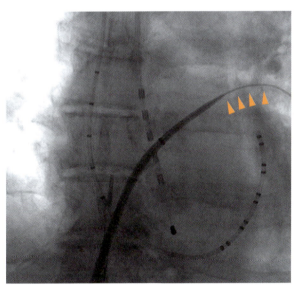

図8 ガイドワイヤーの挿入

穿刺が完了した後,針を抜去しガイドワイヤーを左房内に挿入する（▶）。そしてワイヤー沿いに2本のロングシースを左房内に挿入する。

7 肺静脈造影（図9）

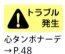
心タンポナーデ
→P.48

　左房内に留置したロングシースを用いて肺静脈の造影を行う。2本のロングシースを使用している場合には,両側の上肺静脈入口部にロングシース先端を留置し,右室からの頻回ペーシング下に肺静脈造影を施行する。左房の収縮が一時的に阻害されることで,4本の肺静脈および左房全体像が確認できる。

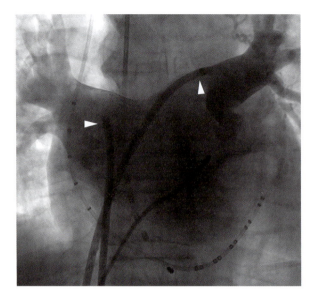

図9 左房造影（肺静脈造影）
両側の上肺静脈入口部付近に留置した2本のロングシースを用いて（▷），肺静脈左房造影を施行し，治療対象の全体像を把握する。

8 3Dマッピングシステムの導入（図10）

　　CARTO®システム（ジョンソン・エンド・ジョンソン社製）またはNavX™（セント・ジュード・メディカル社製）などの3Dマッピングを併用する場合には，術前に撮影した心臓CTスキャン像をコンピュータ画面上に表示してリアルタイムの心内構造と一体化（マージ）させることで便利に使用することができる。マージのためにはカテーテルで左房および肺静脈構造をなぞって作成したリアルタイム画像を用いることもあるが，各肺静脈入口部部位をCTスキャン像と重ね合わせる簡易法でも十分に使用することができる。

9 抗凝固療法と術中ACTの測定（図11）

　　心房細動アブレーションにおいては，ほかのアブレーション手術と比べて強めの抗凝固療法を施行することが基本となる。
①血管穿刺が終了した時点で，ヘパリン5,000単位を静注する。
②心房中隔穿刺が終了した段階で，さらにヘパリンを3,000〜5,000単位静注し，ACT値を300秒以上に延長させる。
③術中には末梢静脈からヘパリン入り生理食塩水を持続点滴（1,000〜1,500単位/時）し，30分ごとにACT値を測定し，300秒以上に維持する（ACT値が短い場合にはヘパリンを1〜2mL追加することで延長させる）。

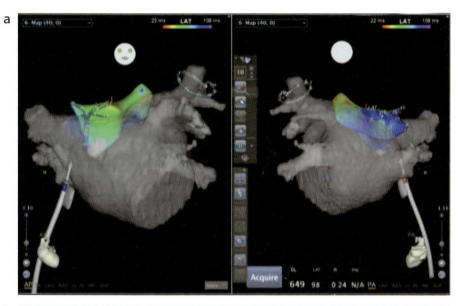

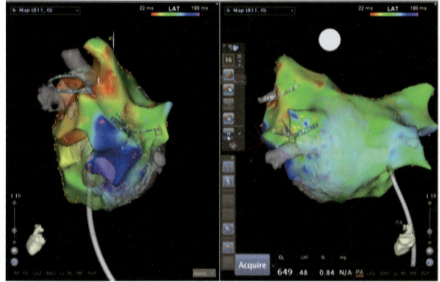

図 10
CARTO®システム
a, b：3D マッピングシステム使用時の画像。
左房内壁に沿ってカテーテルを移動させ，その軌跡の位置を興奮順序に従ってカラーで表示している。
グレーで表示している左房のＣＴ画像（術前に撮影）とカラー画像を重ね合わせることで，ＣＴ画像内での実際のカテーテルの動きをナビゲーションすることができる。

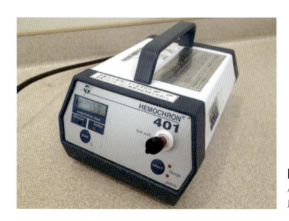

図 11　ACT 測定器
心房細動カテーテルアブレーション治療中に使用する ACT 測定器。

10 肺静脈電位の確認と肺静脈隔離

肺静脈入口部（前庭部）に先端リング状カテーテルを留置し，肺静脈内に進展している心房筋の存在を確認する．肺静脈周囲をアブレーションカテーテルを用いて焼灼することで，各肺静脈を左房から電気的に隔離する．

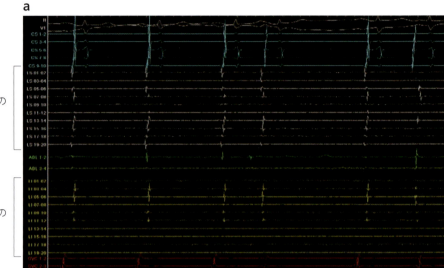

右上肺静脈前庭部の全周性電位

右下肺静脈前庭部の全周性電位

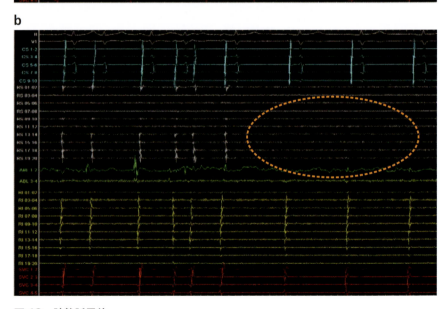

図 12　肺静脈電位

a：図に示す白色の電位は右上肺静脈前庭部の全周性電位，黄色は右下肺静脈前庭部の全周性電位である．

b：右上肺静脈前庭部の 4 回目の焼灼によって，右上肺静脈電位が消失している（◯）．これは右上肺静脈が左房から電気的に隔離されたことを意味する．

 トラブル発生

血栓塞栓症→P.44	食道瘻→P.64	血胸・気胸→P.74
心タンポナーデ→P.48	リングカテーテルの離脱	横隔神経麻痺→P.80
肺静脈狭窄→P.52	困難（トラッピング）	房室ブロック・洞不全
食道神経障害→P.58	→P.70	→P.88

11 右房峡部の焼灼

血胸・気胸
→P.74
房室ブロック・
洞不全→P.88

右房峡部（下大静脈－三尖弁輪間峡部）は，心房粗動回路として重要であるだけでなく，心房細動の発生と維持にも関与しているとされており，当院では全例で右房峡部の完全ブロック作製を行っている（図13）。

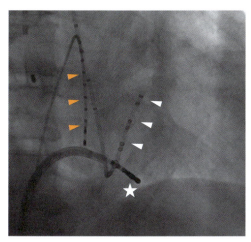 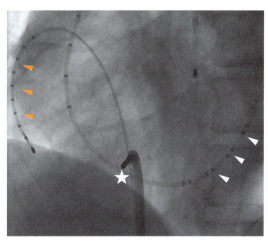

図13　右房峡部の焼灼（心房粗動アブレーション）
右房峡部焼灼中の画像を示す。冠状静脈洞（▷）および右房側壁（▶）に10極カテーテルを留置して，それぞれの部位の興奮様式を測定している。右房峡部（下大静脈－三尖弁輪間峡部）にアブレーションカテーテル（☆）を留置し，高周波通電を行うことで伝導ブロックを作製する。

12 ATPによるdormant伝導の誘発およびnon-PV fociの誘発

用語解説　ATP
アデノシン三リン酸
（adenosine triphosphate）

これはオプションになるが，完成度の高い肺静脈隔離を完遂するために，アデノシン三リン酸（ATP）を静注して不完全焼灼部位の有無をチェックする方法が広く施行されている。また，イソプロテレノールの点滴によって肺静脈以外の部位からの異常発火を誘発し，焼灼する方法も広く行われている（図14）。

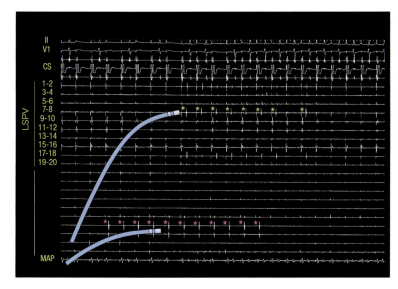

図14　ATPによるdormant伝導の誘発および焼灼
肺静脈の電気的隔離後にATP20mgを静注した際の電位記録を示す。左上肺静脈および左下肺静脈内の電位が再出現している。その際の最早期興奮部位を焼灼することで不完全焼灼部位を消滅させることができる。

13 クライオバルーンアブレーションの場合

血栓塞栓症
→P.44

　先端にバルーンを有するカテーテルを経静脈的（経心房中隔的）に左房内に挿入し，肺静脈入口部でバルーンを膨らませる（**図15**）。通常は直径28mmのバルーンを使用し，バルーンを各肺静脈入口部に押し当て，肺静脈血流を遮断させる（造影剤で血流遮断を確認する）（**図16**）。バルーン内に亜酸化窒素ガスを充填し，バルーンと接触している心房壁（肺静脈壁）を冷凍凝固させ，肺静脈の電気的隔離を完成させる（**図17**）。

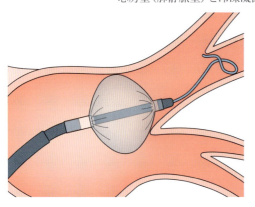

図15　クライオバルーンアブレーションの場合
クライオバルーンを左上肺静脈入口部に挿入し，閉塞させている状態を示す。

a

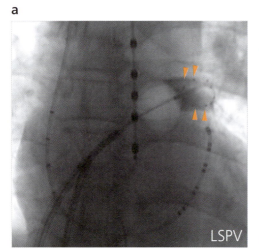

b

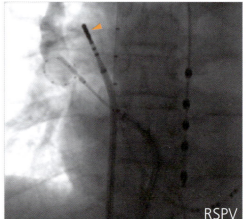

c

図16　左上肺静脈の隔離（クライオバルーンアブレーション）

a：左上肺静脈（LSPV）入口部を直径28mmのクライオバルーンで閉塞している状態を示す。バルーン遠位端から注入した造影剤が肺静脈内に停滞していることがわかる（▶）。

b：右上肺静脈（RSPV）にバルーンを挿入した際の撮影。上大静脈に別のカテーテルを留置して右横隔神経をペーシングしながら冷凍凝固（▶）を行う（横隔神経麻痺の回避目的）。

c：クライオバルーンアブレーション施行後の3Dマッピング画像。ボルテージマップにて肺静脈およびその周囲（前庭部）が低電位領域となっていることがわかる。

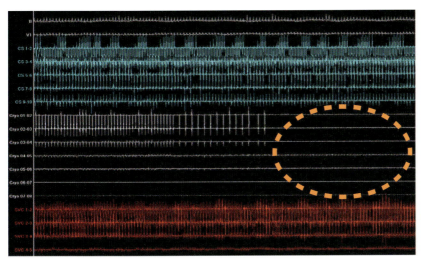

図17　左上肺静脈の隔離
心房細動時の肺静脈を隔離することができている（⬭）。

14 手技の終了：カテーテル抜去，抗凝固のリバース

　以上にて手技は終了となり，留置していたカテーテルを体外に抜去する。この際，使用していたヘパリンの効果を減弱させる目的でプロタミン（3cc）を静注することを当院では行っている。カテーテルおよびシースを抜去した後，穿刺部位を用手圧迫止血し，さらにその後圧迫帯を用いて局所に圧迫を継続する。

周術期管理 »

1 術後管理

　手術当日はベッド上安静とする。翌朝に圧迫帯を抜去し，再出血のないことを確認したうえで歩行可とする。この際，局部の皮下出血の有無や，動静脈瘤の発生の有無に十分に留意する。
　翌朝より従前の内服抗凝固薬を開始し，最低でも3カ月は継続する。

血栓塞栓症→P.44　　食道神経障害→P.58　　血胸・気胸→P.74
心タンポナーデ→P.48　食道瘻→P.64　　　　横隔神経麻痺→P.80
肺静脈狭窄→P.52

chapter I

2 心室頻拍

東京医科歯科大学循環器内科/東京医科歯科大学不整脈センター　**合屋雅彦**

用語解説▶ VT
心室頻拍（ventricular tachycardia）

> VTは生命にかかわる重症不整脈疾患である。よってアブレーションの成否が患者に重大な結果を及ぼすこともまれではない。その半面，適応，至適アブレーション法もいまだ定まってはいない。本項では主に器質的心疾患に合併したVTに対するカテーテルアブレーションの適応，術前の準備・手技の内容に関し記載する。

術前 »

1 適応

VTに対するカテーテルアブレーションの適応[1]は，特発性でかつ有症状ならクラスⅠ，特発性ならば無症状でもクラスⅡaの適応とされている。しかし一方，器質的心疾患に合併する場合は薬物治療が無効あるいはICDが頻回作動する場合のみがクラスI適応とされており，適応は限局されている。しかしながら近年，器質的心疾患に合併するVTに対するアブレーションが，ICDの作動を減少させる，またVTストームの予防に有用であるとの報告がなされており，筆者は積極的にアブレーションを行うことを推奨したい。

用語解説▶ ICD
植込み型除細動器（implantable cardioverter defibrillator）

2 術前評価

1 起源部位の予測

心室頻拍はその起源部位が右室側であるか左室側であるか，心内膜側か心外膜側かによりアブレーションの手技内容が異なる。すなわち術前に頻拍の起源部位，性質を予測することが重要である。

頻拍の起源部位予測の基本は頻拍時の心電図である。頻拍時の心電図の
①脚ブロック型
②Ⅱ，Ⅲ，aV_F誘導の極性
③Ⅰ誘導，aV_L誘導の極性
④胸部誘導波形

が判断の指標となる。すなわち右脚ブロック型であれば左室起源，左脚ブロック型であれば右室起源が，Ⅱ，Ⅲ，aV_F誘導が陽性であれば前壁，陰性であれば下壁起源が示唆される。またⅠ誘導，aV_L誘導の陰性は側壁起源を示唆し，胸部誘導V_1～V_6の高いR波は基部起源を，V_1～V_6でQ波を呈すれば心尖部起源を示唆する。

2 前壁梗塞の遠隔期に生じた VT

図1をみてみよう。前壁梗塞の遠隔期に生じた周期440msecのVTである。起源部位の推定のために順にみていくと，本頻拍は，

①右脚ブロック型であることから左室起源である
②Ⅱ，Ⅲ誘導が陰性，aV_F誘導が±であることからやや下壁である
③Ⅰ，aV_L誘導が陰性であることから側壁起源である
④V_5，V_6誘導がQS型であることから中部からやや心尖部寄りである

すなわち左室中部側壁やや下壁よりに梗塞巣からの出口を有していることが推測される。

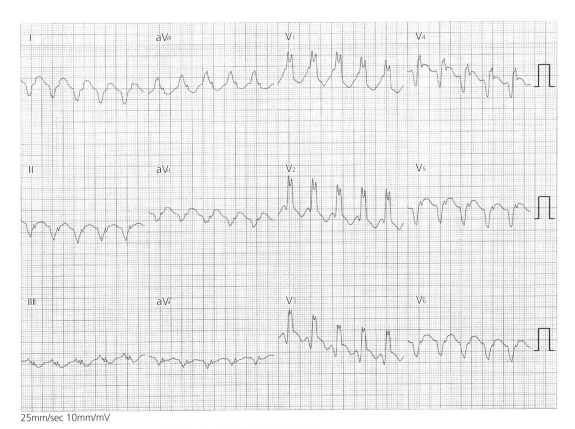

図1　前壁梗塞の遠隔期に生じた VT

3 下壁梗塞の遠隔期に生じた VT

図2は下壁梗塞の遠隔期に生じた周期380msecのVTである。本頻拍は右脚ブロック型，Ⅱ，Ⅲ，aV_F誘導が陰性，Ⅰ，aV_L誘導がともに陽性，V_5，V_6誘導がQS型であることから，左室下壁中隔側やや心尖部寄りに梗塞巣からの出口を有していることが推測される。

4 弁膜症手術後の低左心機能症例に合併した VT

図3は弁膜症手術後の低左心機能症例に合併した周期380msecのVTである。前述した①〜④を用いると，左室，前側壁，基部寄りに起源を有することが推測されるが，さ

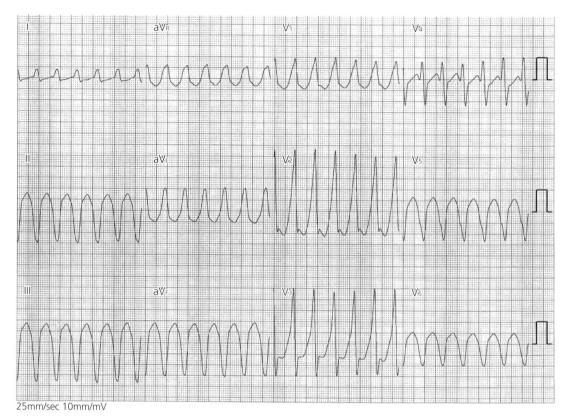

図2　下壁梗塞の遠隔期に生じた VT

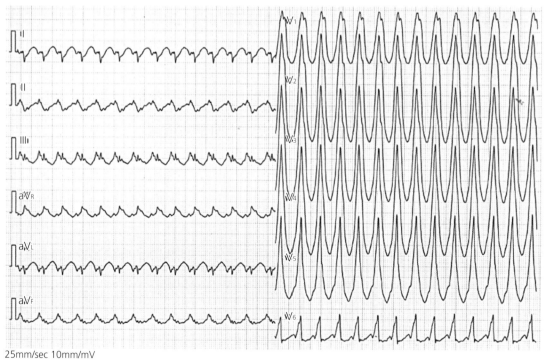

図3　弁膜症手術後の低左心機能症例に合併した VT

らにⅠ誘導をみてほしい．本症例のⅠ誘導はqQS型を呈しており，これは本頻拍が心外膜側起源であることを示唆する所見である．

図4をみていただきたい．頻拍が**図4a**のように左室前側壁心内膜側に起源を有していれば心内膜側から心外膜側に興奮が伝搬し（これがⅠ誘導のR波を形成する），のちに左室全体に興奮が伝搬する（Ⅰ誘導のS波を形成する）．

一方，**図4b**に示す心外膜側起源では初期に心外膜側から心内膜側に興奮が伝播しその後左室全体に広がる．つまりⅠ誘導はqQS型を呈することとなる．

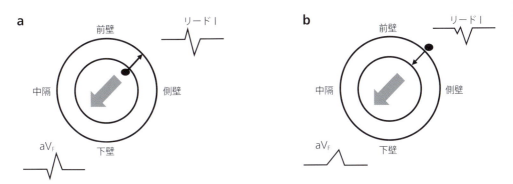

図4　頻拍の起源と興奮の伝播

5 術前画像診断

心電図による起源部位診断予測とともに，術前の画像診断も有用である．最も簡便なのは経胸壁心エコーであろう．経胸壁心エコーは心機能評価が可能であるだけでなく，壁運動，壁の性状の評価に有用である．壁運動の低下した部位，壁厚の薄い部位は病変すなわち不整脈基質の存在を示唆し，エコー輝度が高い部位が心内膜側にあれば心内膜側起源が，心外膜側にあれば心外膜側起源の可能性を考慮すべきである．

経食道心エコーはVTアブレーションの術前検査として必須ではない．しかし，心房細動の合併症例において左房内に血栓が存在する場合，電気的除細動が禁忌となるため合併症としての血栓塞栓症予防に有用である．

術前の画像診断で最も有用なのはMRIである．ガドリニウムを用いた遅延造影MRIは陳旧性心筋梗塞を代表とする心筋の線維化部分を**図5**のように白く描出させる（下壁

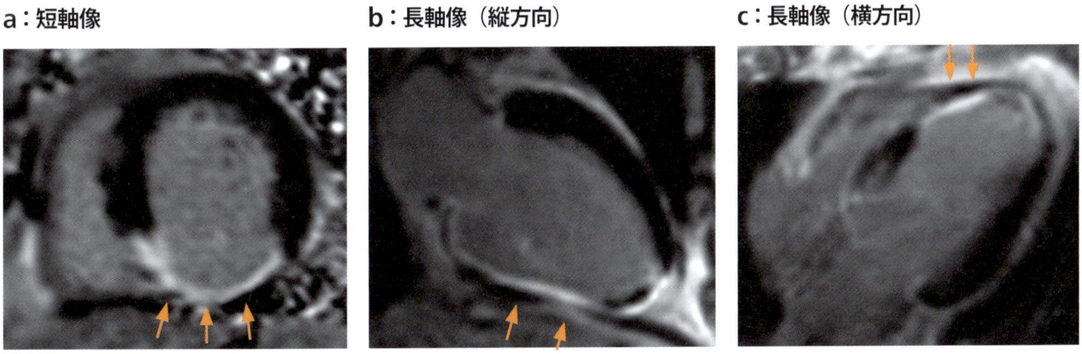

図5　陳旧性下壁心筋梗塞のMRI

の梗塞巣にガドリニウムが取り込まれている)。

　これは心筋細胞が壊死して数が減り，ガドリニウムがゆっくりと広がってたまる細胞外の隙間が，正常の心筋よりずっと広くなったために生じると考えられている。MRIの遅延造影画像は，感度が高く心外膜側や心筋内の線維化組織の検出にも有用である。

　CTも術前評価に有用である。CTは冠動脈，大動脈の状態評価に力を発揮するのみならず，MRI撮像が困難であるペースメーカ，ICD留置症例においても撮像可能である。近年，CTでの脂肪沈着巣の描出が心筋線維化巣の検出に有用であるという報告がなされている。

術中

1 術中の注意点

① チェックすべきポイント

血栓塞栓症
→P.44

用語解説　ACT
活性化全血凝固時間
(activated clotting time)

　VT症例は器質的心疾患を有し，心機能も低下していることが多い。よって，アブレーション中の心電図モニタリングおよび動脈圧モニタリングは必須である。また，低左心機能症例では，術中に心不全を合併することがあるため輸液量，尿量，酸素飽和度のチェックが必要である。左室内のマッピング，アブレーションを行う場合には，心房細動アブレーション時と同様にACTを250〜300secに管理し，血栓塞栓症の予防を行わなければならない。

② アプローチ

末梢血管トラブル(大腿動静脈の穿刺関連合併症)→P.204

　手技の開始時には，まずアプローチ法の選択を行う。左室起源の場合には大腿動脈からの逆行性アプローチが頻用されるが，大動脈の動脈硬化が強い場合，大動脈弁狭窄を合併している場合，大動脈弁置換後(機械弁)の場合などには経中隔左房穿刺を行い，左房から左室へカテーテルを挿入する方法を用いる。

　器質的心疾患に合併する左室起源の心室頻拍を対象とする場合，筆者らは，まず心腔内エコーと3Dマッピングシステム(CARTO®)を用いて右室，肺動脈，左室，大動脈の4つのチャンバーを作成する(**図6**)。

③ マッピング〜通電

心タンポナーデ
→P.156

　続いて**図7**に示すように，洞調律時あるいはペーシング中にマッピングを行い，異常低電位領域(双極電位で1.5mV以下)の有無・部位を検索する。異常低電位領域をみつけたらそのなかを詳細にマッピングし，遅延電位を代表とする異常電位の有無を検索する。筆者らは遅延電位を認めた場合には，同部位でペーシングを行い刺激時の体表心電図QRS波形が頻拍中のQRS波形と一致するか否かを評価する。さらに，頻拍を誘発し，頻拍中にペーシングを行い，同部位がリエントリー回路の緩徐伝導部位であるかを同定したのちに通電する。さらに，周囲の遅延電位記録部位に通電を行い，頻拍が誘発不能となったことを確認し終了する。

④ 各焼灼の方法

　VTのアブレーション法としては遅延電位を代表とする異常電位をすべて焼灼する方

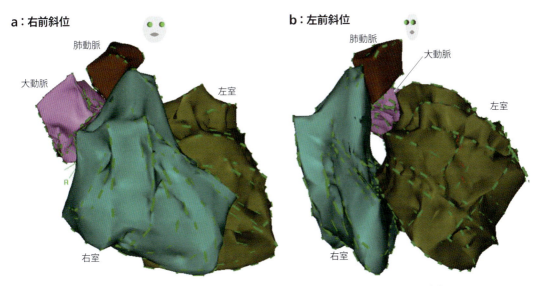

図6　心腔内エコー（CARTO® sound）を用いて作成した心四腔像

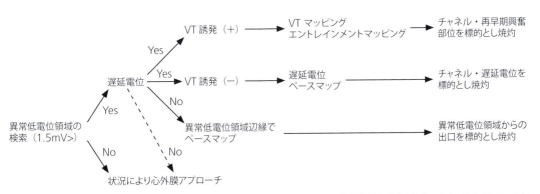

図7　洞調律時またはペーシング中のマッピング

法，0.5mV以下の低電位領域すべてを焼灼する方法，低電位領域辺縁部で異常電位を標的として焼灼する方法，頻拍回路の核となる部分を電気的に隔離する方法などが行われているが，定まったものはない．また，すべてのVTが誘発不能となるまでアブレーションを行うと，再発率が低いことが報告されているが，これに関しても定まったものはない．

5　周辺機材

　　心室頻拍のアブレーション時には異常低電位領域，遅延電位を代表とする異常電位記録部位の解剖学的位置の把握が重要であるため，CARTO®システム（バイオセンスウェブスター社），EnSite NavX™システム（セント・ジュード・メディカル社），RHYTHMIA™システム（ボストン・サイエンティフィック社）などの3Dマッピングシステムを用いる必要がある．また遅延電位を代表とする異常電位は微小な電位であることも多いため，PENTARAY®カテーテル（バイオセンスウェブスター社），INTELLAMAP ORION™カテーテル（ボストン・サイエンティフィック社）などの高密

度マッピングが可能なカテーテルの使用が望ましい。

　心外膜側に不整脈基質を有するVTに対するアブレーションの詳細に関しては別項に譲るが（p.122　2a「心外膜起源への焼灼」，p.152　2f「心外膜穿刺の際の心臓および他臓器の損傷」），**図6**のように4つのチャンバーを描出していれば，アブレーションカテーテルの位置の把握に有用であるし，**図8**のように3DマッピングシステムとCT画像を組み合わせると，冠動脈の位置の把握も可能となり，焼灼による冠動脈への障害を予防することが可能となる。

心外膜起源への
焼灼→P.122

心外膜穿刺の際
の心臓および他
臓器の損傷
→P.152

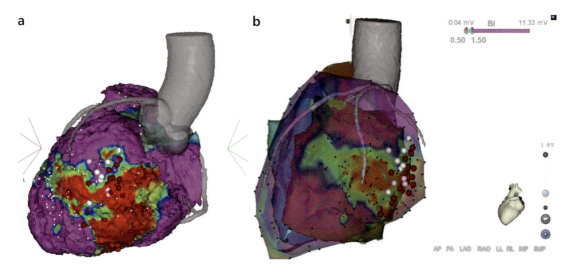

図8　3DマッピングシステムとCTの合成

2 合併症

用語解説 IABP
大動脈内バルーンパンピング
(intra aortic balloon pumping)

用語解説 PCPS
経皮的心肺補助
(percutaneous cardiopulmonary support)

VT stormへの対応→P.134
心タンポナーデ→P.156
末梢血管トラブル（大腿動静脈の穿刺関連合併症）→P.204
麻酔関連トラブル（無呼吸・低換気）→P.210

VTに対するアブレーション時に生じる合併症としては，心不全が挙げられる．対象症例が低左心機能症例であることが多く，術中には心不全予防に留意し，利尿薬や強心薬を使用することもときに必要となる．また，心不全に合併したVTストームへのアブレーション時には人工呼吸器，IABP，PCPS使用下に手技を行うこともある．そのような場合には術中，術後の適切な機器の管理が必要となる．

穿刺部の血腫，血管損傷，脳梗塞を代表とする血栓塞栓症，心タンポナーデなどの合併症も生じうるが，これらはほかの不整脈疾患に対するアブレーション時と同様の注意・管理で対処可能である．

術後 »

1 術後管理

用語解説 CRT-D
両室ペーシング機能付き植込み型除細動器
(cardiac resynchronization therapy defibrillator)

VTに対するアブレーションに特異的な術後管理はなく，穿刺部の管理などは心房細動やそのほかの疾患に対するアブレーションと同様である．しかし，対象となる症例の治療がアブレーションのみで完結することはむしろまれであるためICD，CRT-Dやアミオダロンを代表とする抗不整脈薬とのハイブリッド療法，また心不全に対する薬物療法（β遮断薬，レニン-アンジオテンシン阻害薬），抗凝固療法も併せて行うなど，総合的な管理を検討すべきである．

文献

1) 循環器病の診断と治療に関するガイドライン（2010-2011年度合同研究班報告）：カテーテルアブレーションの適応と手技に関するガイドライン．
http://www.j-circ.or.jp/guideline/pdf/JCS2012_okumura_h.pdf

chapter I

3 発作性上室頻拍・心房粗動

東京医科大学循環器内科　**金山純二，里見和浩**

> 本項では，心房粗動（通常型），房室結節回帰性頻拍，WPW症候群に対するカテーテルアブレーションの基本手技について記載する．最初に各不整脈のタイプと関連する解剖，そして焼灼部位について簡単に説明し，次にEPSとアブレーションの実際の流れについて説明する．

用語解説　WPW症候群
Wolff-Parkinson-White症候群

用語解説　EPS
心臓電気生理学的検査（electrophysiologic study）

通常型心房粗動（common AFL）

用語解説　AFL
心房粗動（common atrial flutter）

用語解説　CTI
下大静脈－三尖弁輪間峡部（cavo tricuspid isthmus）

用語解説　CCW
反時計方向（counterclockwise）

用語解説　CW
時計方向（clockwise）

　AFLは，三尖弁輪周囲を旋回し，右房峡部（CTI）を頻拍回路に含む頻拍である．旋回方向の違いにより，CCWとCWの2つのタイプに分けられる．通常型心房粗動に対するカテーテルアブレーションの焼灼部位は，右房峡部である．右房峡部は，中隔側よりparaseptal, inferior, inferolateralの3つに分けられ，inferior isthmusが最も距離が短く，そして右冠動脈や房室結節枝からの距離が最も遠いため，至適通電部位とされる[1]．

　カテーテルアブレーションでは，この右房峡部に直線状の焼灼を行い，CTI上の中隔－自由壁間の伝導を途絶させることになる．ブロックラインを作製する際に問題になるのは，CTI中間部の櫛状筋あるいはポーチの存在，ユースタキオ弁近傍が多い（p.186「治療困難な心房粗動への対処」の項を参照）．

1 基本的なカテーテル留置

末梢血管トラブル（大腿動静脈の穿刺関連合併症）→ P.204

用語解説　RV
右室（right ventricle）

　血管穿刺の後，Haloカテーテルを三尖弁輪に沿うよう右房内に留置する．また，頻拍が長時間持続している症例では，洞不全を合併していることがあり，頻拍停止により洞不全が顕在化する場合があるため，RVペーシングができるようHis-RVカテーテルを配置する（**図1**）．

2 EPS

　頻拍が持続しているようであれば，右房峡部上の複数の箇所でpost-pacing intervalを測定し，右房峡部が頻拍の回路に含まれていることを確認する．頻拍の旋回方向は，Haloカテーテルに記録される心房電位やactivation mapにより推測できる（**図2**）．通常型心房粗動と診断したら，焼灼の準備に移る．

3 右房峡部の焼灼

心タンポナーデ → P.168

　当施設では，焼灼に際し，ロングシース（SL0/8.5Fr）に変更している．アブレーショ

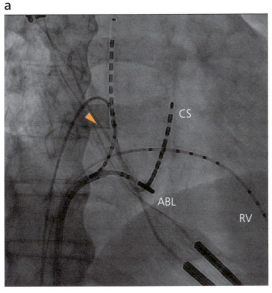 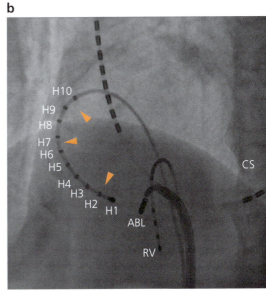

図1 基本カテーテル留置の画像

下大静脈経由で多極カテーテルを三尖弁輪（TV）に沿うよう留置し（a の ▶），右室にも電極カテーテルを留置する。通常型心房粗動は自由壁の crista terminalis の前方を通過するので，多極カテーテルは三尖弁輪に近づけるよう前方に配置することに留意する。右内頸静脈経由で冠静脈洞にも多極カテーテルを配置する（b の H1-10 は，図2b 心内心電図の H1-10 に対応）。
CS：冠静脈洞（coronary sinus），ABL：アブレーションカテーテル

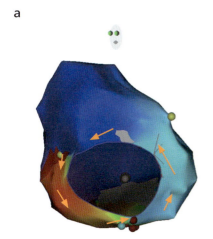 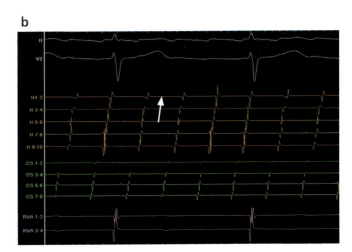

図2 反時計方向に旋回する心房粗動

Activation map（LAO view）で，三尖弁輪を反時計方向に旋回していることがわかる（a の ▶）。b の心内心電図では，多極カテーテル近位（H9-10）から遠位方向（H1-2）に心房興奮が伝播している（b の ⇨）。右房峡部での post pacing interval は頻拍周期に一致し，右房峡部依存性の心房粗動（通常型心房粗動）と診断した。
LAO：左前斜位（left anterior oblique）

ンカテーテルは，non-irrigation 8mm か irrigation 3.5mm を使用している。頻拍が停止しており，洞調律中の場合は，通電は CS 近位電極からのペーシング下に行う。焼灼ラインは左前斜位で6～7時とし，アブレーションカテーテルの遠位（distal）電極で心房

用語解説 ▶ CS
冠静脈洞
（coronary sinus）

用語解説 ▶ IVC
下大静脈
（inferior vena cava）

波が認められる部位（CTI心室端）から開始し，近位（proximal）電極で心房波が認められなくなる部位（IVC端）まで線状に焼灼する**（図3）**。頻拍中に焼灼する場合，焼灼中に頻拍が停止したとしてもブロックラインは完成しておらず，IVC端まで焼灼を必要とする場合が多い。アブレーションカテーテルの電位がdouble potential（≧110msec）に変化するようであれば，両方向性のブロックラインが完成している可能性が高い**（図4）**[2]。

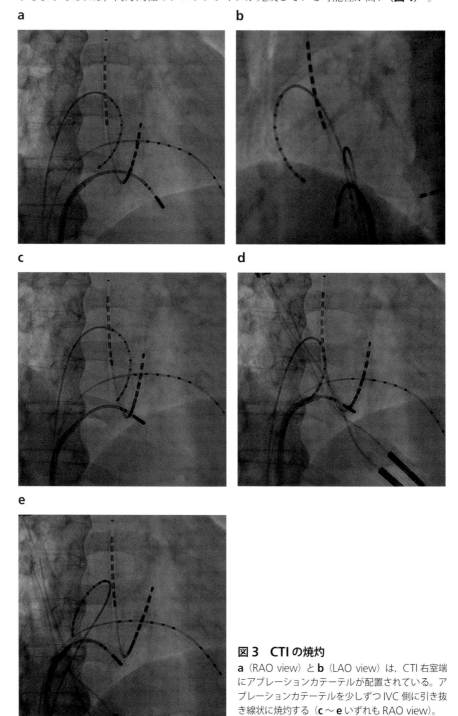

図3　CTIの焼灼
a（RAO view）と**b**（LAO view）は，CTI右室端にアブレーションカテーテルが配置されている。アブレーションカテーテルを少しずつIVC側に引き抜き線状に焼灼する（**c〜e**いずれもRAO view）。
RAO：右前斜位（right anterior oblique）

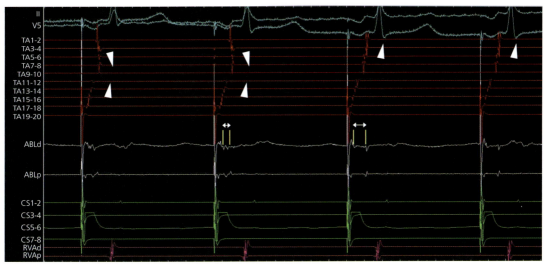

図4 CTI焼灼による心房伝播の変化とブロックライン完成
第1，2拍では心房興奮がTA7-8付近でcollisionしているが，3拍目になると，TA19-20からTA1-2方向への一方向性の興奮へと変化しており，CTI上の中隔側から自由壁方向のブロックが完成している。3，4拍目では，アブレーションカテーテル先端電極（ABLd）で明瞭なdouble potential（1st componentと2nd componentの間が拡大し，間にフラットな基線）が出現しており，両方向性ブロックが完成している可能性が高い。

4 両方向性ブロックの確認

心タンポナーデ
→P.168
治療困難な心房粗動への対処
→P.186

焼灼が終了したら，CSペーシングあるいは自由壁からのペーシングを行い，心房興奮が焼灼ラインを迂回して自由壁あるいはCSに到達していることを確認する。焼灼中にHaloカテーテルに記録される心房電位のシークエンスが変化すれば，中隔から自由壁方向のブロックが確認できるため，自由壁側からペーシングを行い，逆方向のブロックを確認すればよい。Haloカテーテルを留置していない場合にはdifferentialペーシング法が簡便である。両方向性ブロックが確認できなければ，焼灼ライン上に興奮伝導を可能とするgapの存在を疑う。焼灼ライン上に残存するsingle potentialやtripleあるいはfractionated potentialを認めるようであれば，伝導gapである可能性が高い。Gapは，CSペーシング下に焼灼ライン自由壁側でマッピングを行い，その早期性からも推定できる。

WPW症候群・AVRT »

用語解説 AVRT
房室回帰性頻拍
（atrioventricular reciprocating tachycardia）

WPW症候群は，副伝導路の伝導特性から，順行・逆行ともに伝導する顕性（デルタ波あり），逆行のみの潜在性（デルタ波なし），間欠的に順行伝導を呈する間欠性に分けられる。AVRTはWPW症候群に合併するリエントリー性頻拍であり，心房，房室結節，心室，副伝導路を頻拍回路に含む。房室結節を下行（順行）し副伝導路を上行（逆行）するorthodromic type，副伝導路を下行し房室結節を上行するantidromic typeに分けられる。本症に対する焼灼部位は，房室弁輪間の副伝導路の中央部である[3]。

1 基本的なカテーテル留置

用語解説 ▶ HRA
高位右房
(high right atrium)

⚠ トラブル発生
末梢血管トラブル（大腿動静脈の穿刺関連合併症）→ P.204

当施設では右内頸静脈よりCSカテーテル，右大腿静脈よりHRA，His，RVカテーテルをそれぞれ配置しEPSを行っている．また，右大腿動脈に圧ライン用のAシースを留置している．

2 EPS

用語解説 ▶ PSVT
発作性上室頻拍
(paroxysmal supraventricular tachycardia)

WPW症候群では，臨床的にはPSVTとして認識されるため，EPSを行い，房室回帰性頻拍の診断を行う．洞調律下に，心房・心室の連続刺激法や期外刺激法を行い，jump-upの有無，echo zoneの確認，室房伝導の有無などを確認する．室房伝導が認められる場合，副伝導路付着部位の診断のため，心房興奮の最早期部位を確認し，期外刺激法によって減衰伝導特性を確認する．中隔の副伝導路の場合，房室結節の室房伝導との鑑別が必要になる．減衰伝導特性がないか軽度な場合は副伝導路が強く疑われる．最早期興奮部位が冠静脈洞開口部（CS ostium）に近い場合は，Para-Hisianペーシングを行い，中隔副伝導路と房室結節の鑑別を確認する（図5）[4]．

用語解説 ▶ CS
冠静脈洞
(coronary sinus)

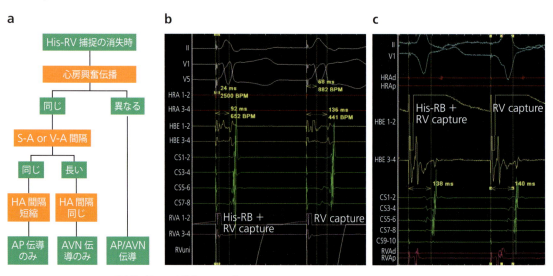

図5 Para-Hisian pacing
a：His-RV捕捉時とRV捕捉時の心内心電図を比較する．心房興奮が変化する場合，あるいは心房興奮が変化しない場合でもS-AやV-A間隔が変化しない場合は副伝導路の存在が示唆される（文献4より引用改変）．
b：His-RV捕捉とRV捕捉で，心房興奮の変化はなく，S-A間隔が延長し，HA間隔は68msecで変化していないことから，房室結節を介した伝導のみと判断される．
c：心房興奮は変化しておらず，S-A間隔はほぼ不変であり，室房伝導は副伝導路のみと考えられる．

頻拍が誘発されれば，頻拍中のAH・HA間隔や心房興奮の早期性，洞調律下での室房伝導との比較などを確認する．また，各種ペーシング（心室連続刺激法，His不応期での心室期外刺激，右房とCSからの心房連続刺激法）などを行う（図6）[5,6]．以上から副伝導路の存在が確認され，房室回帰性頻拍と診断できれば，至適通電部位において，焼灼を開始する．

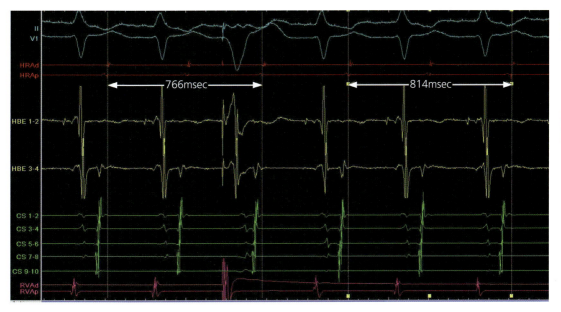

図6 リセット現象
頻拍中にHis不応期での心室期外刺激が心房興奮に影響を与えることができるのは，副伝導路が存在するときである。His電位が出現すると予想される時相に一致して，心室ペーシングがなされている。本例では，His不応期での心室期外刺激によって，心房興奮周期が短縮しており，リセット現象が認められた。左側後中隔での焼灼により副伝導路が離断された。

3 副伝導路の焼灼

房室ブロック
→P.162
冠動脈損傷
→P.146
心タンポナーデ
→P.168
治療困難な副伝導路への対処
→P.176

　左房へのアプローチとしては，経大動脈的，経心房中隔的なものがある。アプローチによって，それぞれ長所・短所があるため，デルタ波から推定される副伝導路の部位や，併存する動脈硬化性疾患による血管イベントのリスクなどを考慮して選択する。

　至適通電部位は，顕性WPWでは心室電位－QRS onset間隔が長く，副伝導路電位 (Kent potential) を安定して認め，かつ単極誘導でPQS patternを呈する部位である。潜在性WPWでは，心室－心房電位間が5msec未満で，かつ副伝導路電位を安定して認める部位である (**図7**)。副伝導路は斜走していることが多く，心房－心室電位間隔が最短であっても至適通電部位からカテーテル先端がずれている可能性があり，ペーシング部位を変え，心房－心室電位間隔をわざと延長させ，副伝導路電位を明らかにさせる (**図8**)。さらに，副伝導路電位が心房電位や心室電位と区別しにくい場合には，期外刺激法で両者を区別するなどの工夫が必要となる。通常の部位 (僧帽弁輪，三尖弁輪，中隔) で副伝導路電位が認められない場合には，心外膜を走行する副伝導路の可能性を考慮することが必要である[3]。右室ペーシング下に焼灼を行う場合，室房伝導のない症例では通電により室房伝導がなくなるため，房室解離を生じることとなる。そのため，アブレーションカテーテルの固定性が悪くなることがあり，当施設では副伝導路が離断された直後より，心室ペーシングから心房・心室同時ペーシングに切り替えている。

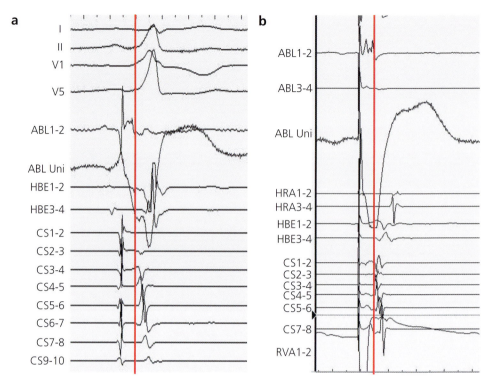

図7　至適通電部位の心内心電図
a（顕性 WPW）では，心室電位の最早期部位は CS3-4 電極付近に認められる。先端電極（ABL1-2）の心室電位はより早期で，心房・心室電位間に連続する副伝導路電位を認める。単極誘導は PQS パターンを呈している。b（潜在性 WPW）では，右室ペーシング中の心房最早期部位は CS2-3 電極付近である。先端電極（ABL1-2）の心房電位は CS2-3 より早期であり，心室・心房電位間に連続する副伝導路電位を認める。

4 エンドポイントの確認（治療困難な房室回帰性頻拍への対処）

房室ブロック
→P.162
心タンポナーデ
→P.168
治療困難な副伝導路への対処
→P.176

　副伝導路が離断された場合，心房の最早期部位を確認し，副伝導路が残存していないか確認する。最早期部位が中隔の場合には，Para-Hisianペーシングを行い，中隔副伝導路が残存していないかどうか確認する。当施設では離断後に副伝導が再伝導しないか観察する時間を確保している。通常30分間経過観察を行い，再伝導がなく，かつ頻拍が誘発不能であれば，手技を終了としている。

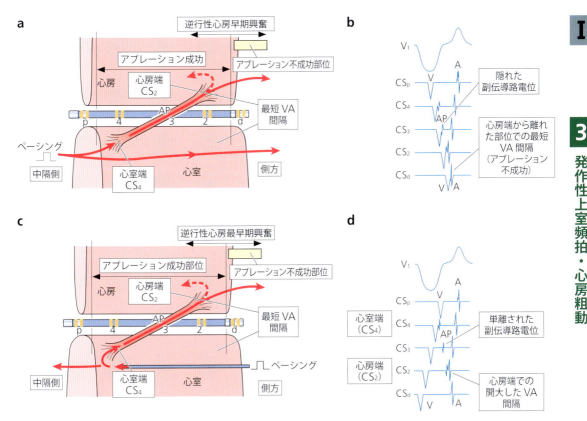

図8 副伝導路の斜走を利用した副伝導路電位を明瞭化する方法
a, b：心室中隔側からのペーシング。
c, d：自由壁側からのペーシング。
心室中隔側からペーシングを行うと，興奮は心室側壁側に伝導するとともに副伝導路を介して心房側壁側にほぼ同じタイミングで伝播する（a）。そのため，副伝導路電位が心室電位と重なっている（b）。自由壁側からのペーシングでは，興奮は側壁側から副伝導路を介して心房側壁に伝播しているため，心房興奮が遅れ，副伝導路電位が明瞭になっている（c, d）。
（文献3より引用）

AVNRT »

用語解説 ▶ AVNRT
房室結節回帰性頻拍（atrioventricular nodal reentrant tachycardia）
用語解説 ▶ SP
遅伝導路（slow pathway）
用語解説 ▶ RIE
right inferior extension
用語解説 ▶ LIE
leftward inferior extension

　AVNRTは，主に通常型（slow/fast），非通常型（fast/slow，slow/slow）に分けられる（**表1**）[7]。通常，焼灼部位はいずれもSPであるが，SPにはRIEとLIEが存在すると考えられており，RIEは冠静脈洞開口部近傍，LIEは冠静脈洞内部で心房筋に移行していると推測されている（**図9**）[3]。

　通常型の場合，逆行性心房興奮はFPを介しているため，心房最早期興奮部位から，SPの位置を特定することはできない。一般的に通常型のSPはRIEであることが多いため，冠静脈洞開口部近傍を解剖学的あるいは電位を指標として焼灼する。一方，非通常型では，逆行性心房興奮がSPを介しているため，頻拍中の心房最早期興奮部位のマッピングにより，SPの位置を特定できる。一般的にはSPはLIEであることが多く，冠静脈洞内部で焼灼を行うことが多い。

	AH / HA	VA（His）	逆行性心房興奮の再早期部位
典型的 AVNRT slow-fast	> 1	< 60msec	RHis, CSos, LHis
非典型的 AVNRT fast-slow slow-slow	< 1 > 1	> 60msec > 60msec	CSos, LRAS, dCS CSos, dCS

VA：体表面心電図の心室興奮開始時点～His 電極で認める心房最早期興奮
RHis：His 電位を認める右側中隔
LHis：His 電位を認める左側中隔
LRAS：低位右房中隔
CSos：冠静脈洞開口部
dCS：冠静脈洞遠位部

表 1　房室結節回帰性頻拍の分類（従来）
slow pathway，fast pathway の記載順は，順行伝導 - 逆行伝導として表記している。
（文献 7 より引用改変）

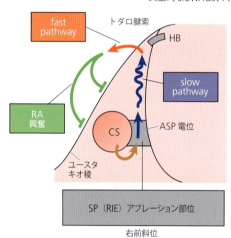
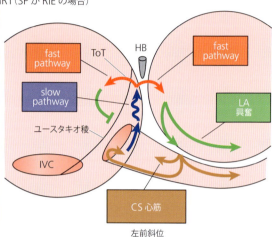

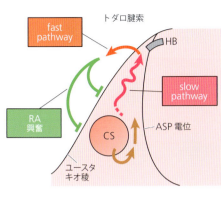
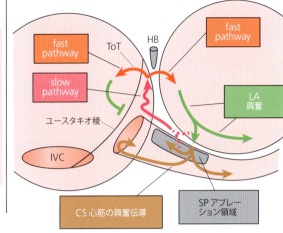
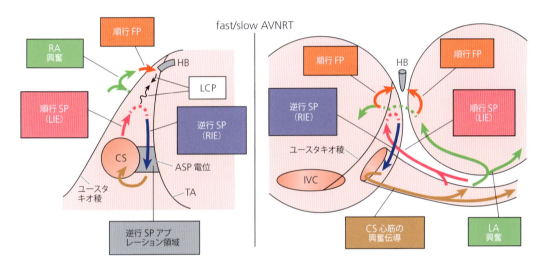

図9 AVNRT の種類と想定されている回路
→は fast pathway を，→は slow pathway の right inferior extension を，→は slow pathway の left inferior extension を示している。→は CS 内心筋の興奮を，→は lower common pathway を，→は心房興奮を示している。
（文献3より引用）

1 基本的なカテーテル留置

末梢血管トラブル（大腿動静脈の穿刺関連合併症）→P.204

使用するカテーテルは，基本的に房室回帰性頻拍と同様である。AVNRTの際に注意すべきことの1つに，Hisへの損傷を避けることがある。通電前あるいは通電中に，His電位を確認し，SPとHisとの解剖学的な関係を把握することが重要であるため，当施設では，電位が確認しやすいようHis専用の電極カテーテルを使用している。

2 EPS

Narrow QRS tachycardiaの鑑別を目的としてEPSを施行する。洞調律下の不整脈基質の確認，頻拍中の心房電位の時相・早期性などによる鑑別，そして各種ペーシングに対する頻拍の反応から診断を行う（**図10**に通常型AVNRTを示す）。

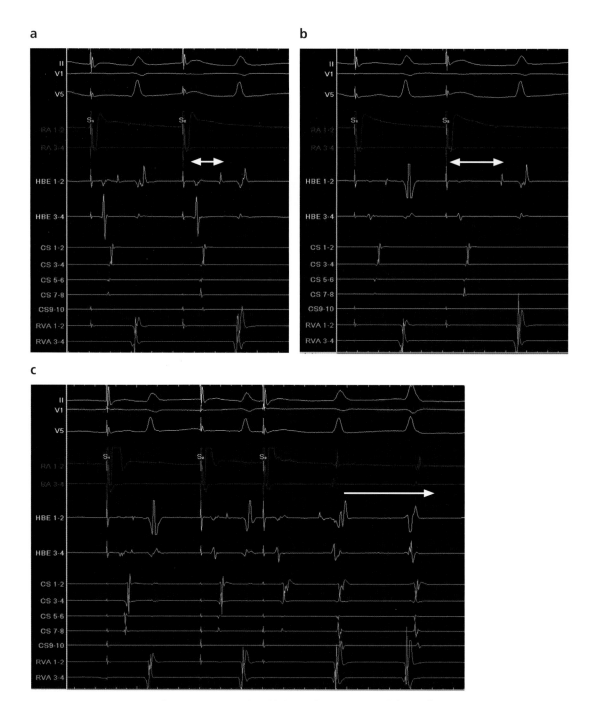

図10 Jump-up から開始する通常型 AVNRT（slow/fast type）
心房期外刺激を行うと，50msec 以上の AH 時間の延長（jump-up）（a, b の ←→）を認めた（a は 600/350，b は 600/340 での心房期外刺激）。本症例では，S2,S3 刺激によって，AH 間隔の延長から，頻拍が誘発された（c の →）。

1)頻拍中の心房興奮順序が,心室ペーシング中と同様であること,2)頻拍中にHis束心電図のタイミングでの心室期外刺激でも,リセットを認めないことから,房室回帰性頻拍と鑑別が可能である。90％をslow-fast型（通常型）AVNRTが占め,非通常型といわれるslow-slow型,fast-slow型は10％程度で認められる。Slow-fast型AVNRTは,頻拍中の心房最早期興奮部位を前中隔の速伝導路領域とし,頻拍中のAH時間が220msec以上,頻拍周期での心室ペーシング中のHA時間が70msec以下と定義される。頻拍中のHA時間は,下位共通路の長さにより左右されるため,頻拍周期での心室ペーシング時のHA時間をもって,速伝導路の伝導時間を確認する必要がある。Fast-slow型,slow-slow型AVNRTともに,遅伝導路が存在すると考えられる後中隔を,頻拍中の最早期興奮部位とする。頻拍中のAH時間が70msec以下のものをfast-slow型,70msec以上のものをslow-slow型と定義する。両頻拍とも頻拍周期での心室ペーシング中のHA時間が220msec以上と長く,頻拍中はHA時間が短くなるケースも認められ,比較的長い下位共通路をもつのが特徴である。

3 遅伝導路の焼灼

トラブル発生
房室ブロック
→P.162

通常型では,速伝導路（fast pathway）の逆行性伝導は,His近傍であることが多いため,順行性SPを焼灼する。3Dマッピングシステムを使用している場合には,焼灼前にHis電位を認める部位にタグを付け,焼灼部位とHisとの距離を把握しておく。SPが走行していると想定されるCS開口部前方部分にアブレーションカテーテルを配置し,可能であれば,slow pathway電位やJackman電位を確認し,通電を行う。通常His電位を認める部位から遠い後中隔レベルで,心室側（心房電位がわずかに観察される部位）から焼灼を行う（**図11**）。有効通電であれば,JRが出現する。当施設では,JRが出現

用語解説 JR
接合部調律
（junctional rhythm）

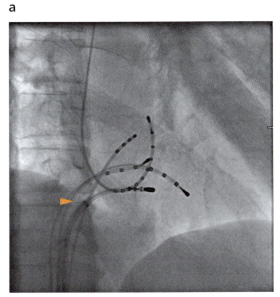 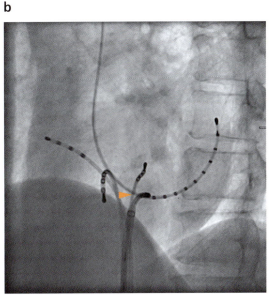

a　　　　　　　　　　b

図11　通常型AVNRTにおけるslow pathwayアブレーション
アブレーションカテーテル先端は,CS開口部前方でCS下縁の高さに配置し（**a**の▶）,カテーテル先端をやや中隔側に押し当てている（**b**の▶）。安定した電位を得るため,シースを右房近くまで上げている。

用語解説 CL
周期長
（cycle length）

した時点で，洞調律より早い周期の心房頻回刺激を行い，AH時間が延長してこないかを確認している．通電中にAH時間が延長したり，CLの短い（350〜400msec以下）JRが出現する場合は，房室ブロックの危険性が高いと判断し，直ちに通電を中止する．通電を開始してもJRが出現しない場合には，焼灼部位を前中隔に近づけるのではなく，CS開口部方向に移動させる．あるいは，LIEを考慮し，CS開口部から2〜4cmほど奥に入ったCS roofへの焼灼や，left atrial slow/fast AVNRTでの僧帽弁輪部への通電が必要となることも考慮する[3]．

非通常型では，頻拍中の心房最早期興奮部位から逆行性伝導路の部位が推定可能であり，SPの焼灼が行える．Slow/slow typeでは逆行性または順行性伝導路のいずれかに焼灼を行う．なお，順行性SPを焼灼する場合，順行性の二重房室伝導路（jump up）を確認しておく必要がある．

用語解説 ERP
有効不応期
（effective refractory period）

通電による順行性fast pathwayへの伝導障害の有無を判断するため，通電後は心房頻回刺激，期外刺激法を再度行い，1：1伝導とERPを確認し，通電前のものと比較する．

4 エンドポイントの確認

房室ブロック
→P.162

通常型では，イソプロテレノール投与下に，jump-upの消失またはjump-up＋1 echoまでとしている．非通常型では，逆行性SP伝導の消失である．

文献

1) Cabrera JA, Sánchez-Quintana D：Cardiac anatomy: what the electrophysiologist needs to know. Heart 99：417-431, 2013.
2) Tada H, Oral H, Sticherling C, et al：Double potentials along the ablation line as a guide to radiofrequency ablation of typical atrial flutter. J Am Coll Cardiol 38：750-755, 2001.
3) Nakagawa H, Jackman WM：Catheter ablation of paroxysmal supraventriculartachycardia. Circulation 116：2465-2478, 2007.
4) Hirao K, Otomo K, Wang X, et al：Para-Hisian pacing. A new method for differentiating retrograde conduction over an accessory AV pathway fromconduction over the AV node. Circulation 94：1027-1035, 1996.
5) Veenhuyzen GD, Quinn FR, Wilton SB, et al：Diagnostic pacingmaneuvers for supraventricular tachycardia: part 1. Pacing Clin Electrophysiol 34：767-782, 2011.
6) Veenhuyzen GD, Quinn FR, Wilton SB, et al：Diagnostic pacingmaneuvers for supraventricular tachycardias: part 2. Pacing Clin Electrophysiol 35：757-769, 2012.
7) Katritsis DG, Camm AJ：Atrioventricular nodal reentrant tachycardia. Circulation 122：831-840, 2010.

4 小児へのアブレーション

埼玉医科大学国際医療センター小児心臓科　**住友直方**

小児のカテーテルアブレーションの適応を決定するためには以下の点に注意が必要である。小児の副伝導路を介する房室回帰頻拍は，1歳未満の乳児発症例の93％で自然発作が認められなくなるが，そのうち30〜70％の症例が後に頻拍を再発する[1]。これに対し，5歳以後に発症する房室回帰頻拍は頻拍が消失することはない。また，WPW症候群に伴う突然死は0.6〜0.09％と報告されており[2]，この兼ね合いを考え適応を検討する必要がある。心房頻拍は約半数で自然軽快すると報告されている。新生児発症の心房粗動も自然軽快し，再発することはきわめてまれである。接合部頻拍も25％が自然軽快するといわれている。学童期に発見された心室頻拍は90％が自然軽快するといわれているが，症状を有する心室頻拍の予後に関してははっきりしない。

表1に器質的疾患を伴わない小児のカテーテルアブレーションの適応を示す[3]。適応としてはほとんどすべての頻脈性不整脈が適応となる。また，心室期外収縮，無症候性WPW症候群も心不全を合併すればカテーテルアブレーションの適応である。さらに近年はBrugada症候群，カテコラミン誘発多形性心室頻拍などの遺伝性不整脈に対してもカテーテルアブレーションが行われるようになってきた。

用語解説 WPW症候群
Wolff-Parkinson-White症候群

表1　器質的疾患を伴わない小児のカテーテルアブレーションの適応
（文献3より引用）

クラスI	1.	突然死ニアミスおよび失神の既往があるWPW症候群，心室頻拍
	2.	頻拍の持続に伴い心室機能の低下した上室頻拍，心室頻拍
	3.	血行動態の異常を伴う薬剤抵抗性心室頻拍
クラスIIa	1.	薬剤抵抗性で，再発性もしくは症候性の上室頻拍
	2.	先天性心疾患に伴う頻拍症例（とくに術後にカテーテル操作が困難となる場合）
	3.	インセサント型上室頻拍（**図1**，**図2**[4]）
	4.	心房内リエントリー頻拍
	5.	動悸のある患者で，心臓電気生理学的検査により上室頻拍が誘発されるもの
クラスIIb	1.	抗不整脈薬の投与が有効な上室頻拍
	2.	抗不整脈薬の投与は有効であるが血行動態の異常を伴う心室頻拍
	3.	非持続性心室頻拍および非持続性上室頻拍
	4.	再発性もしくは薬剤抵抗性およびアブレーション無効の心房内リエントリー性頻拍に対する房室接合部アブレーションとペースメーカ植込み
	5.	無症候性WPW症候群で，本人および両親が根治を希望する場合

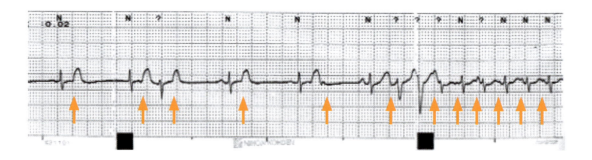

用語解説 ▶ PJRT
永続性接合部回帰頻拍（permanent form of junctional reciprocating tachycardia）

図1　PJRTの心電図
生後10カ月，体重10.6kgの症例。洞調律でも逆伝導のP（↑）を認める。逆伝導時間が延長すると，洞調律から頻拍が誘発されている。頻拍中は long RP tachycardia である。

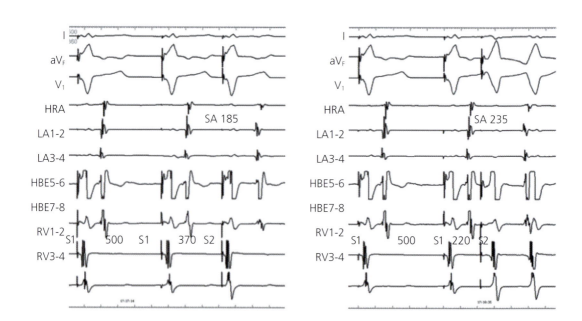

図2　右室期外刺激による逆伝導時間の延長
基本刺激周期500msecで右室期外刺激を加えると，最早期興奮部位は左房（LA3-4）であり，S1S2 370msecでは刺激からA波までの時間（SA）は185msecであったが，S1S2 220msecに短縮するとSA時間は235msecに延長した。このことから，左房に存在する減衰伝導特性をもった副伝導路と診断できる（**図1**と同一症例）。
I：I 誘導，aVF：aVF 誘導，V1：V1 誘導，HRA：高位右房（high right atrium），LA：左房（left atrium）電位，HBE：His束心電図記録部位（His bundle electrogram），RV：右室（right ventricle）電位，S1：基本刺激，S2：期外刺激
（文献4より引用改変）

術中管理 »

1 患者入室時

用語解説 ▶ DC
直流（direct current）

用語解説 ▶ BIS
バイスペクトル指数
（bispectral index）

ストレッチャーで入室後，心電図，3Dマッピング用電極，高周波通電用対極パッチ，DC用パッチ，BISモニター用電極，経皮的酸素飽和度測定用センサー，自動血圧計用マンシェットなどを装着する．鎮静が終わったら，尿道カテーテルを挿入するか，乳幼児であれば，採尿パックを外陰部に貼り，導尿セットをつないで排尿させる（**図3**）．

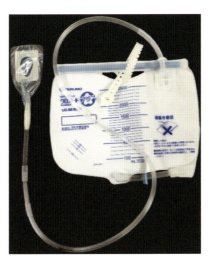

図3　排尿パックと導尿セットの接続
乳幼児では導尿が困難なため，乳児用の採尿パック（男子用と女子用がある）の下端を切って，ウロガード®（テルモ社製）を接続し，テープで固定する．

2 鎮静および麻酔

小児のカテーテルアブレーションでは，一般的に鎮静，全身麻酔が必要となる．

1 鎮静

麻酔関連トラブル→P.210

心電図，呼吸，血圧，酸素飽和度，呼気終末二酸化炭素濃度，BISなどのモニター使用が勧められる．

①デクスメデトミジンを 6 μg/kg/時で 10 分投与し（初期投与量），以降 0.6 μg/kg/時で維持．

②初期投与中にフェンタニル 1 μg/kg 投与．

③その後入眠するまでプロポフォールを 1 回投与量 0.4〜0.5 mg/kg で 1 分間程度間隔を置いて投与．入眠後 2 mg/kg/時で維持投与．

④尿道バルーン挿入時，アブレーション施行前，体動時はフェンタニル 1 μg/kg またはプロポフォール 0.4〜0.5 mg/kg 投与．フェンタニルは投与量が多いと帰室後悪心，嘔吐する頻度が高くなる．

⑤プロポフォールは卵アレルギー，大豆アレルギーでは使用できないので，代わりにミダゾラムを使用する．

> **ミダゾラムの使用法**
> 投与量：1回投与量 0.05 mg/kg（プロポフォールより効果発現が遅く，上気道閉塞をきたしやすいので注意が必要）
> 維持量：0.02〜0.05 mg/kg/時

②全身麻酔

①導入

フェンタニル（1〜2μg/kg），プロポフォール（2mg/kg）またはミダゾラム（0.1〜0.2mg/kg），ロクロニウム（筋弛緩薬 0.6〜0.9mg/kg）

②維持

1）吸入麻酔を使用する場合

酸素，空気，セボフルレン（1〜1.5％），レミフェンタニル（0.1〜0.2μg/kg/分）で維持する。

2）静脈麻酔の場合

酸素，空気，プロポフォール（6〜8mg/kg/時），レミフェンタニルで維持する。適宜，筋弛緩薬を追加投与する。

笑気，セボフルレンによる吸入麻酔は，麻酔による電気生理学的影響により頻拍が誘発されにくくなる欠点がある。特に心房頻拍，心室期外収縮など自動能を機序とする不整脈は吸入麻酔の影響を受けやすい。

3 血管穿刺

末梢血管トラブル（大腿動静脈の穿刺関連合併症）→P.204
鼠径静脈が閉塞している →P.194

左右鼠径静脈，鎖骨下静脈，頸静脈などを穿刺する。頸静脈穿刺に当たっては，鼠径静脈から入れたロングワイヤーを頸静脈まで進め，ワイヤーに沿って穿刺を行うと容易に穿刺が可能である（**図4**）。

先天性心疾患術後例では，鼠径静脈が閉塞していることがあり，鎖骨下静脈からの穿刺が必要な場合がある。この場合，点滴の静脈路から造影剤を流して鎖骨下静脈穿刺を行う。その後，穿刺した鎖骨下静脈から右冠動脈造影用カテーテルなどを使用し（**図5**），ワイヤーを頸静脈，鎖骨下静脈に進めることで（**図6**），対側の頸静脈穿刺，鎖骨下静脈穿刺を行うと安全に穿刺が可能である。

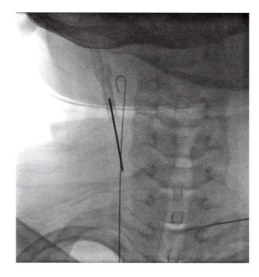

図4 頸静脈穿刺
鼠径静脈から挿入したロングワイヤー（ラジフォーカス®，テルモ社製）を頸静脈まで進め，これを目安に穿刺を行う。

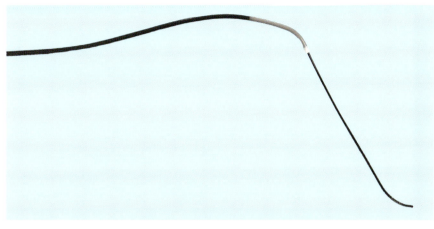

図5　右冠動脈造影用カテーテルを用いたワイヤーの誘導

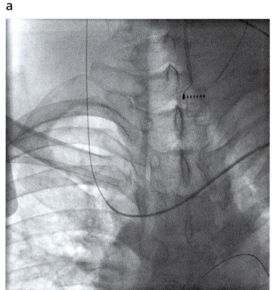 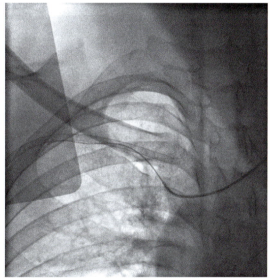

図6　ワイヤーの誘導
a：右頸静脈へのワイヤーを進めた図。　b：右鎖骨下静脈へワイヤーを進めた図。

4 抗凝固療法と術中ACTの測定

用語解説　ACT
活性凝固時間（activated coagulation time）

穿刺が終了した時点でヘパリンを100単位/kg投与する。左心系での治療を行う際，心房中隔穿刺を行った後は，30分ごとにACTを測定し，250秒以上に保つように随時ヘパリンを追加する。

5 カテーテルの選択

左鼠径部からカテーテルが進まない→P.190

乳児（10 kg以下）のカテーテルでは両側鼠径部からカテーテルの挿入を行うが，片側のカテーテルは最大7Frまでで，右鼠径部から挿入し，左側からは記録用カテーテルを

挿入する。2Fr EPstar® Fix 8極（日本ライフライン社）（**図7**）などが有用である。

多極カテーテルを使用する方法として，

①His束心電図と右室の同時記録

4Fr, 5Fr J-Cath EP star® His-RV Fix（日本ライフライン社）（**図7**），5Fr Daig Supreme CRD™ His-V（St. Jude Medical社，日本光電工業社）。

用語解説 ▶ CS
冠静脈洞
（coronary sinus）

②CSと右房の同時記録

6Fr IBI CS-RA 14polar（St. Jude Medical社），6Fr Bard Woven CS-RA 20polar（メディコン社），7Fr Daig supreme CS-RA 20polar（St. Jude Medical社，日本光電工業社）などが販売されている。これらの使用により，挿入するカテーテルの本数を減らすことが可能である。10〜15kgの乳児では，4Frを左鼠径部から2本，7Frを右から1本挿入することが可能である。頸静脈もしくは鎖骨下静脈から4Frのカテーテルが挿入可能な場合もある。15〜30kgでは左右の鼠径部から2本ずつのカテーテル挿入も可能である。30kg以上であれば，成人とほぼ同様のカテーテル留置が可能である。乳幼児ではCSへのカテーテル挿入が困難である。この場合，食道誘導，もしくは卵円孔が開存している場合には左房へカテーテルを挿入して電気生理学的検査を行う（**図8**）。

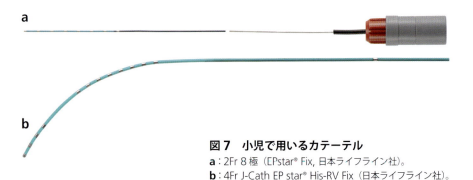

図7　小児で用いるカテーテル
a：2Fr 8極（EPstar® Fix, 日本ライフライン社）。
b：4Fr J-Cath EP star® His-RV Fix（日本ライフライン社）。

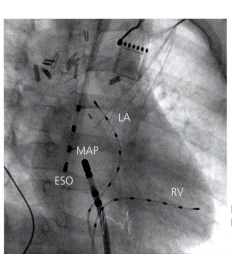
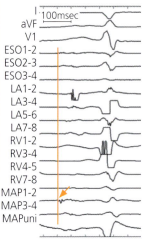

図8　幼児での電極配置

1歳4カ月，体重7.4kgの無脾症候群，単心房，単心室，Glenn術後症例に発生した心房頻拍のアブレーション位置。2Fr 8極（EPstar®Fix, 日本ライフライン社）のカテーテルを左房と右室に，4Fr 4極（Inquiry®, St. Jude Medical社）カテーテルを食道に留置した。MAPカテーテルは7Fr（Navistar®, Johnson & Johnson社）である。→に最早期心房興奮部位を示す。

I：I誘導，aVF：aVF誘導，V1：V1誘導，ESO：食道誘導（esophageal lead），LA：左房電位，RV：右室電位

6 心房中隔穿刺

心タンポナーデ
→P.48

小児では左房径が小さいため，穿刺針やロングシースのダイレーターが左房後壁を傷つける可能性があるので注意が必要である．また，心房中隔が柔らかいため，ロングシースが通過しにくいことがある．挿管麻酔下での経食道エコー，10歳以上では血管内エコーを用いて中隔穿刺を行うほうが安全である．穿刺方法に関しては，成人の方法と同様である．

7 3Dマッピングシステムの導入

CARTO®3（Biosense Webster, Johnson & Johnson社），EnSite NavX®（St. Jude Medical社，日本光電工業社）などの3Dマッピングシステムは小児に非常に有用で（**図9**），乳児でカテーテルの本数が限られる場合には，食道誘導電極と3Dマッピングカテーテル1本で診断および治療を行う．EnSite Array®は20kg以下の小児には使用することはかなり難しい．

乳児は心筋が薄く，カテーテルが硬いため，心筋穿孔を起こす可能性が高く，特に慎重なカテーテル操作が必要である．

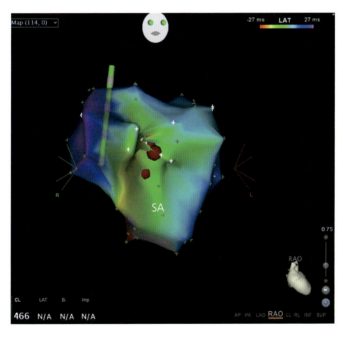

図9
乳児の心房頻拍のCARTO®によるactivation map
RAO画像．アブレーション中は心房期外収縮だけが出現し，期外収縮をターゲットにactivation mapを記録した．心房前面に最早期心房興奮部位を認め，同部位への通電で頻拍はコントロールできた（**図6**と同一症例）．
RAO：右前斜位（right anterior oblique）
SA：単心房（single atrium）

8 合併症

血栓塞栓症
→P.44
心タンポナーデ
→P.48
血胸・気胸
→P.74
TCPCバッフルへ穿刺ができない→P.200

器質的心疾患を合併しない小児のカテーテルアブレーションに伴う合併症は，2002年の報告では3.3％と高率であった[5]．合併症の種類としては，完全房室ブロック，心室穿孔，心嚢液貯留，塞栓症，腕神経叢損傷，気胸などであり，死亡率は0.117％であった[5]．近年，3Dマッピング技術の進歩などにより，重篤な合併症は減少した[6,7]．乳幼児に対するカテーテルアブレーションに関しても治療成績，安全性が向上しているという報告がある[8]．

9 手技の終了,カテーテル抜去

カテーテルを抜去し,止血する.当院ではヘムコンパッチ®(ゼリア新薬)を用いて止血を行っている.短時間で止血が可能であり術後の安静時間の短縮にもつながる.ヘムコンパッチ®の上にアンギオ止血圧迫綿を乗せ,弾性絆創膏で固定する.

周術期管理 »

1 術後管理

翌朝,穿刺部位の,出血,血腫の有無,末梢の血流に問題ないか確認し,ヘムコンパッチ®とアンギオ止血圧迫綿を除去し,局所を消毒してBAND-AID®を貼る.左房,左室へアブレーションを行った患者では,翌日からバイアスピリン®錠100mgを4週間服用させる.右心系のアブレーションでは通常必要ない.

文献

1) Perry JC, Garson A : Supraventricular tachycardia due to Wolff- Parkinson-White syndrome in children : Early disappearance and later recurrence. J Am Coll Cardiol 16 : 1215-1220, 1990.
2) Munger TM, Packer DL, Hammill SC, et al : A population study of the natural history of Wolff-Parkinson-White syndrome in Olmsted County, Minnesota. 1953–1989. Circulation 87 : 866-873, 1993.
3) 循環器病の診断と治療に関するガイドライン(2010-2011年度合同研究班報告):カテーテルアブレーションの適応と手技に関するガイドライン.
   http://www.j-circ.or.jp/guideline/pdf/JCS2012_okumura_h.pdf
4) 熊本 崇,住友直方,趙 麻未,ほか:左室自由壁副伝導路を介するpermanent form of junctional reciprocating tachycardia (PJRT)の乳児例.心臓 47(supple 2):44-49, 2015.
5) Friedman RA, Walsh EP, Silka MJ, et al : NASPE Expert Consensus Conference : Radiofrequency catheter ablation in children with and without congenital heart disease. Report of the writing committee. North American Society of Pacing and Electrophysiology. Pacing Clin Electrophysiol 25 : 1000-1017, 2002.
6) Lee PC, Hwang B, Chen SA, et al : The results of radiofrequency catheter ablation of supraventricular tachycardia in children. Pacing Clin Electrophysiol 30 : 655-661, 2007.
7) Joung B, Lee M, Sung JH, et al : Pediatric radiofrequency catheter ablation : sedation methods and success, complication and recurrence rates. Circ J 70 : 278-284, 2006.
8) Aiyagari R, Saarel EV, Etheridge SP, et al : Radiofrequency ablation for supraventricular tachycardia in children < or =15 kg is safe and effective. Pediatr Cardiol 26 : 622-626, 2005.

chapter II

実践
こんなときどうする!?
トラブルシューティング

手技中には,さまざまなトラブル・合併症・難渋症例に直面する可能性があります。chapter IIでは,事前に十分な予防策を講じたうえで,それでも起こってしまった事例に対して,どのような対策を取ればいいのかを解説します。フローチャートに沿って,順を追って解決を目指します。トラブルシューティングの引き出しを増やし,あらゆる事態を想定して手技に臨める力を身につけてください。

chapter II 1 | 心房細動アブレーション

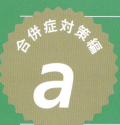

a 血栓塞栓症

慶應義塾大学医学部循環器内科　樫村　晋，髙月誠司

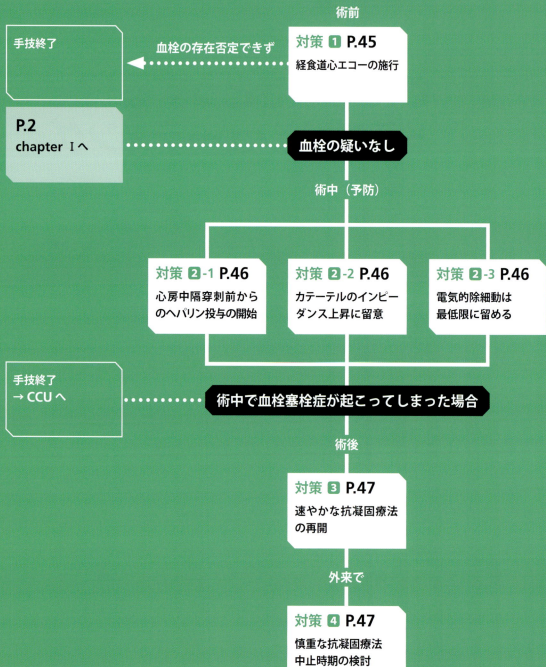

発生原因

1. 周術期のACTモニタリング不全
2. 頻回の除細動
3. 特に心耳血流低下例での左心耳内での造影やカテーテル操作
4. 術後外来での安易な抗凝固療法の中止

用語解説 ACT
活性化全血凝固時間 (activated clotting time)

》基礎知識　発症頻度と予防の重要性

心房細動に対するカテーテルアブレーションは主に左房内での手技であり，脳梗塞を含めた血栓塞栓症に対しては細心の注意を払うべきである。心原性脳塞栓症は重篤なADL低下を引き起こすことが知られているが，アブレーションに伴う無症候性の脳梗塞も11%で発症するとされ[1]，予防が非常に大切である。手技後24時間以内が最も多く，2週間後にまで起こりうるとされる[2]（**図1**）。

本項では，血栓塞栓症の合併を未然に防ぐ方法について述べる。

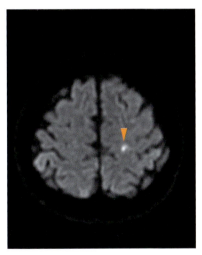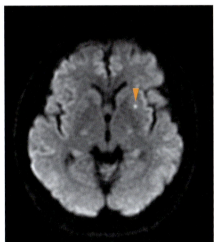

図1　手術翌日に発症した症候性多発性脳塞栓症

》対策 1　経食道心エコーの施行

術直前に経食道心エコーにて左房・左心耳内に血栓がないこと，卵円孔開存の有無を確認する。血流うっ滞が著明で，高度なもやもやエコーがあり，血栓の存在を否定できない場合は手技を中止し，抗凝固療法の強化も検討する（**図2**）。

左心耳血流の測定も必要である。当院では40cm/sec以下を「低下」，20cm/sec以下を「高度低下」と判断している。術前の抗凝固薬内服は大事であり，最近では周術期に抗凝固薬内服を止めないほうが周術期の塞栓イベントを抑えられるという報告[3]が多い。ただし，いったん出血性合併症を起こした際のマネジメントが難しく，また拮抗薬のない新規抗凝固薬に関しては，いまだ確立した投与法はない。

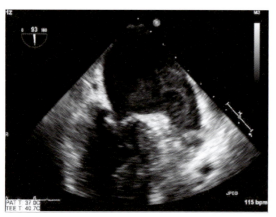
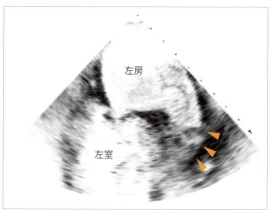

図2 術前の経食道心エコーにて認めた左心耳内血栓ともやもやエコー
同症例では左心耳血流は15cm/secと高度に低下しており，アブレーションは中止した。

≫対策 2-1 心房中隔穿刺前からのヘパリン投与の開始

心房中隔穿刺にて左心系へ到達する前にヘパリンの投与を開始する。手技中はACTを15〜20分おきに測定し，300〜350秒となるように調整する。左心系に留置するシースは常に点滴による灌流を行う。

≫対策 2-2 カテーテルのインピーダンス上昇に留意

イリゲーションカテーテルの先端から全周性に生理食塩水が出ていることを確認する。手技中にカテーテルのインピーダンスが上昇する場合には，先端に血栓が付着している場合があるので，一度体外へ出して確認する（**図3**）。

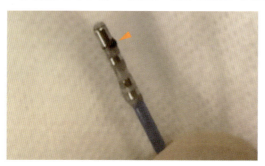

図3 アブレーションカテーテルに付着した血栓
術中にインピーダンスの上昇を認め，カテーテルを取り出したところ，血栓を認めた。

≫対策 2-3 電気的除細動は最低限に留める

電気的除細動は血栓塞栓症発症のリスクを高める可能性が示唆されており[4]，施行回数は最低限に留める。

術中に血栓塞栓症が生じた場合

カテーテルアブレーション手術中に脳塞栓症を生じることは十分にありうることを術者は知らなくてはならない。しかし多くの施設では，何らかの鎮静（麻酔）状態で手術を施行するために，術中に脳塞栓を生じても認識できず，手術後に麻酔から覚醒した段

階で気付くことになる。できるだけ早期に脳塞栓発生を認識するためには、浅い鎮静（麻酔）状態で手術を行い、術中定期的に患者の反応を確認するしかない。異常が疑われた場合には、ただちに手術を中断（麻酔から覚醒）する。神経学的所見が異常と判断されれば、通常の脳梗塞症例と同様の対処を行う。脳梗塞発生からの時間が短ければ、脳血管閉塞部位を確認し、血栓溶解療法などが可能な場合もある。

≫対策 3　速やかな抗凝固療法の再開

洞調律であってもアブレーションに伴う心内膜の傷害により易血栓形成傾向になっているため、可及的速やかな抗凝固療法の再開が望まれる。当院では、術後5時間後に穿刺部出血がないことを確認し、安静解除と同時に抗凝固薬の内服を再開している。

≫対策 4　慎重な抗凝固療法中止時期の検討

心房細動アブレーション後に抗凝固薬を中止する場合には、再発の有無を判断することが重要である。当院ではHolter心電図だけでなく「カルジオホン®」とよばれる携帯型心電図記録伝送装置を患者に貸し出し、動悸の症状があった場合、または症状がなくても1日2回心電図を送信してもらう。また経胸壁心エコーでも心房収縮の回復を確認する。ただし脳梗塞や一過性脳虚血発作の既往のある場合や、術前の経食道心エコーにて心耳血流低下が著明な場合は、術後心房細動が確認されなくても抗凝固療法は継続する。$CHADS_2$スコア2点以上の患者では原則的に抗凝固療法を継続する[4]。

アブレーション後の再発の有無の確認のため、長期間にわたり外来でフォローすることが望ましい。

どの薬の使用が適切か？

塞栓症を予防するために抗凝固療法を強化すると、結果的に出血性の合併症が危惧される。ワルファリン投与下で出血した際には、中和薬として即効性のあるPCC、持続的な効果を期待してビタミンKを投与すると、凝固状態は正常化する。ただし、PCCは現状で保険適応がない。一部のDOAC（第II因子阻害薬）では中和薬が使用可能となり、アブレーション中の出血事例においても使用されつつある（詳細はp.51に記載）。第X因子阻害薬においても中和薬が開発されつつあり、今後はワルファリンだけでなくDOACにおいても抗凝固薬使用下でのアブレーションを行うのが一般的となることが予想される。

用語解説 ▶ PCC
プロトロンビン複合体製剤（prothrombin complex concentrate）

用語解説 ▶ DOAC
直接作用型抗凝固薬（direct oral anticoagulant）

文献

1) Schrickel JW, Lickfett L, Lewalter T, et al：Incidence and predictors of silent cerebral embolism during pulmonary vein catheter ablation for atrial fibrillation. Europace 12：52-57, 2010.
2) Oral H, Chugh A, Ozaydin M, et al：Risk of thromboembolic events after percutaneous left atrial radiofrequency ablation of atrial fibrillation. Circulation 114：759-765, 2006.
3) Muller P, Halbfass P, Szollosi A, et al：Impact of periprocedural anticoagulation strategy on the incidence of new-onset silent cerebral events after radiofrequency catheter ablation of atrial fibrillation. J Interv Card Electrophysiol 46：203-211, 2016.
4) Calkins H, Kuck KH, Cappato R, et al：2012 HRS/EHRA/ECAS Expert Consensus Statement on Catheter and Surgical Ablation of Atrial Fibrillation：recommendations for patient selection, procedural techniques, patient management and follow-up, definitions, endpoints, and research trial design. Europace 14：528-606, 2012.

chapter II　1｜心房細動アブレーション

合併症対策編

b 心タンポナーデ

東京慈恵会医科大学循環器内科　山根禎一

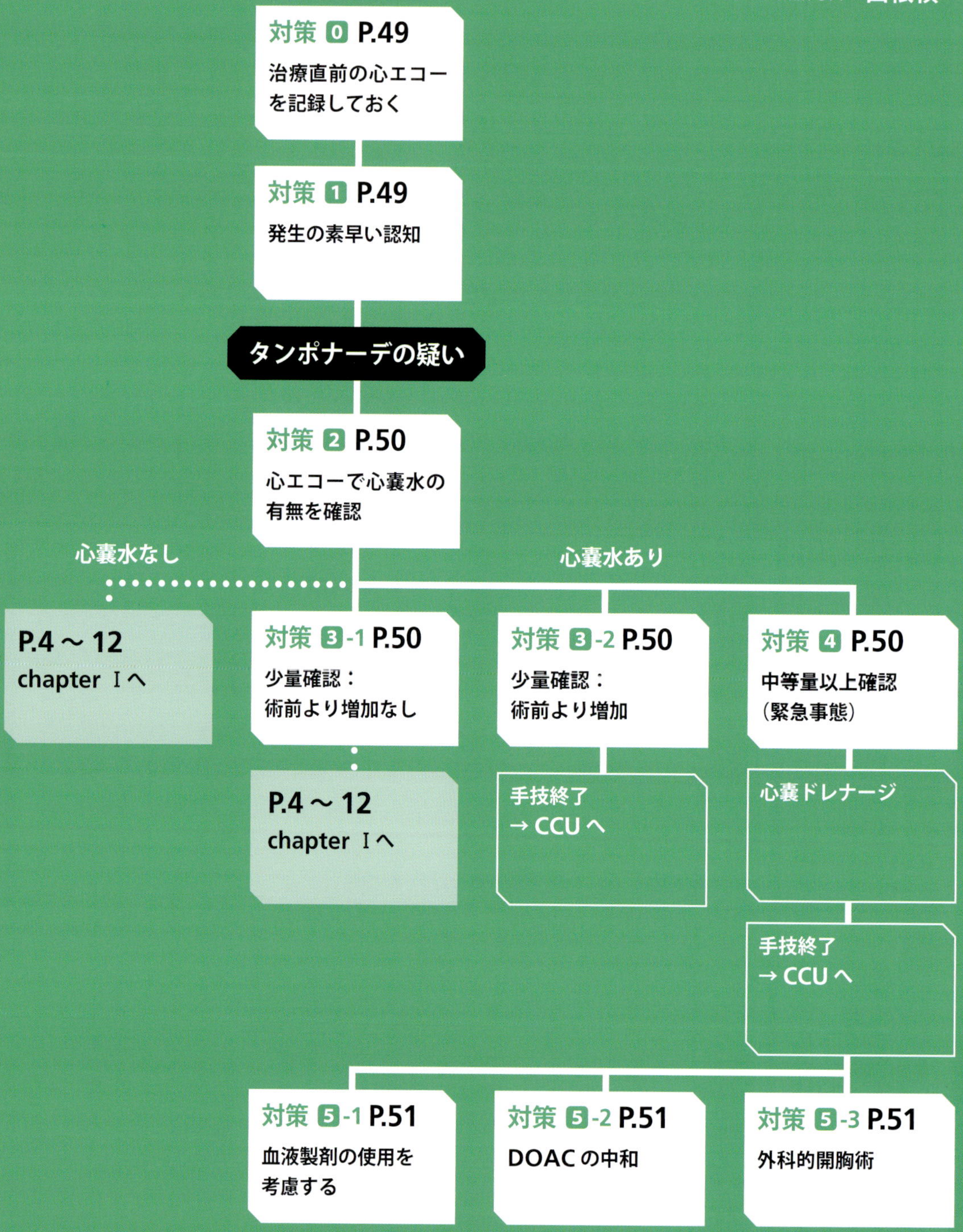

```
対策 0 P.49
治療直前の心エコーを記録しておく
      ↓
対策 1 P.49
発生の素早い認知
      ↓
  【タンポナーデの疑い】
      ↓
対策 2 P.50
心エコーで心嚢水の有無を確認
```

心嚢水なし → P.4〜12 chapter I へ

心嚢水あり

対策 3-1 P.50
少量確認：術前より増加なし
→ P.4〜12 chapter I へ

対策 3-2 P.50
少量確認：術前より増加
→ 手技終了 → CCU へ

対策 4 P.50
中等量以上確認（緊急事態）
→ 心嚢ドレナージ
→ 手技終了 → CCU へ

対策 5-1 P.51
血液製剤の使用を考慮する

対策 5-2 P.51
DOAC の中和

対策 5-3 P.51
外科的開胸術

発生原因	❶ カテーテルによる心房壁への強すぎる圧迫
	❷ 高周波通電による心房壁の損傷
	❸ 心房中隔穿刺時の穿刺針による心房壁の誤穿刺
	❹ 冠静脈洞内でのカテーテル操作や高周波通電による血管壁の損傷

≫対策 ⓪　治療直前の心エコーを記録しておく

　心外膜腔には正常でも少量の心嚢水が存在している。この少量の心嚢水は，症例によってその量および心エコーでの見え方が大きく異なる。治療直前にカテーテル治療室の手術台で心エコーを記録しておくことは，その後の治療中に少量の心嚢水貯留の有無を判断するうえで非常に有用である。

≫対策 ①　発生の素早い認知

　まず，心タンポナーデの発生をできるだけ早く認知することが重要である。そのためには，
①動脈血圧値（できれば直接測定値）に常に留意し，血圧値の低下が生じた場合には心タンポナーデを疑う。
②透視画像の側面像（通常LAO60°）における心房後面の動きの低下に注意する（**図1**▶）。

用語解説 ▶ LAO
左前斜位
（left anterior oblique）

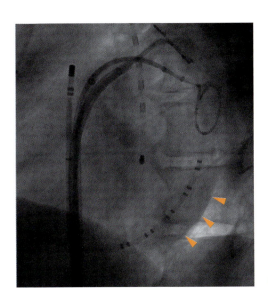

図1　左房後壁の動きに注意

≫対策 ❷　心エコーで心嚢水の有無を確認

≫対策 ❶ で，心タンポナーデが疑われた場合には，速やかに心エコーで心嚢水の有無を確認する (**図2**)。

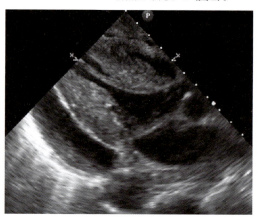
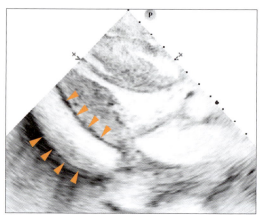

図2　心嚢水の確認
心臓の周囲にエコーフリースペースが存在し（▶），心臓を外側から圧迫している状況。心タンポナーデと診断される。

≫対策 ❸　少量の心嚢水が確認された場合 (図3)

術直前に記録した心エコーと比較して，それよりも増えているかどうかを評価する。術前と変化がなく，また血圧値が落ち着いている場合には，注意深く手技を継続する。

術前に比べて心嚢水が増加していると考えられる場合には，その時点で手技を終了し，投与しているヘパリンを中止するとともに，プロタミンを静注してヘパリンの効果を中和する。ワルファリン投与下での手技の場合には，ビタミンKを静注することでワルファリン効果をブロックする。

この時点で心嚢水の増加がなく血行動態が安定している場合には，カテーテル室からCCUに移動し，心エコーを含めた経時的観察を続ける。

用語解説 ▶ CCU
冠動脈疾患集中治療室
（coronary care unit）

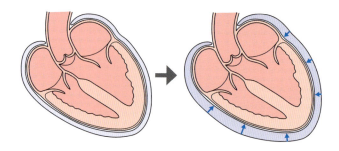

図3　少量心嚢水
心臓の外側に軽度のエコーフリースペースが観察された場合には，術前のエコー画像と比較して増加しているかどうかを評価する。

≫対策 ❹　中等量以上の心嚢水貯留があった場合 (図4)

通常このような場合には，患者はショック状態となり，緊急事態と判断する。できるだけ応援の人員を要請し，呼吸管理を行いながら，心嚢穿刺を行う。

ヘパリンを含めた抗凝固薬を中止するとともに，プロタミンによってヘパリン効果を

ゾロックする。

CCU管理とし，翌日まで経過をみて心囊水の再増加がなければ，心囊ドレーンを抜去する。

心囊ドレナージによっても十分な改善がない場合には ≫対策 5 を取る。

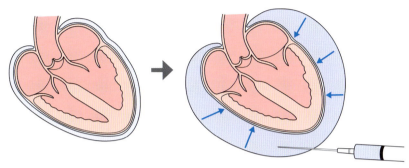

図4 中等量以上の心囊水
中等量以上の心囊水貯留の場合には，心臓の拍動を圧迫し，心タンポナーデを呈するために心囊穿刺を要することが多い。エコー画像を慎重に評価したうえで，心窩部または右側胸部より心囊穿刺を施行する。

≫対策 5-1　血液製剤の使用を考慮する

用語解説 ▶ FFP
新鮮凍結血漿
(fresh frozen plasma)

用語解説 ▶ PCC
プロトロンビン複合体濃縮製剤 (prothrombin complex concentrate)

FFPまたはPCCを用いることによって血液凝固を促進する。

≫対策 5-2　DOACの中和

用語解説 ▶ DOAC
直接作用型抗凝固薬
(direct oral anticoagulant)

DOACの作用が継続している場合には，その特異的中和薬を使用する。各種DOACのなかでも，第Ⅱ因子阻害薬（ダビガトラン）では特異的中和薬が使用可能となり，アブレーション中の出血事例においても使用されつつある。通常，成人にはイダルシズマブとして1回5g（1バイアル2.5g/50mLを2バイアル）を点滴静注または急速静注する（点滴静注の場合は1バイアルにつき5～10分かけて投与する）。第X因子阻害薬においても中和薬が開発されつつあり，今後はDOAC作用下でアブレーションを行うことが，より一般的となることが予想される。

≫対策 5-3　外科的開胸術

外科的開胸術を考慮する。筆者らの施設において，心タンポナーデのために外科的開胸術を必要とした症例は過去に1例だけ存在する。この症例では，術中にアブレーションカテーテルで左心耳を貫通し，大量の心囊水が貯留するとともに患者はショック状態に陥った。速やかに心囊ドレナージを施行し，心囊水の消失とともに全身状態は改善したが，翌日になって心囊水が再増加し血圧が低下した。この段階で心臓外科に依頼して開胸術を施行した。左心耳先端部に比較的大きな損傷（欠損孔）が認められ，外科的結紮術によって修復し，その後は順調に回復した。カテーテル手術を行う内科オペレーターとしては，患者が開胸手術を施行することに大きな抵抗を感じる傾向があるが，患者の命を救うためには外科的手術を依頼する勇気をもつことも，ときには必要であることを知っておきたい。

chapter II 1 | 心房細動アブレーション

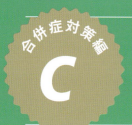
肺静脈狭窄

東京慈恵会医科大学循環器内科　山下省吾

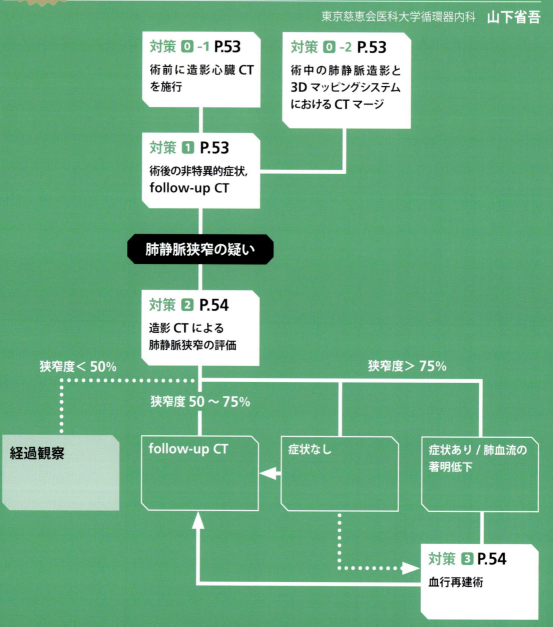

発生原因
1. 肺静脈遠位部における焼灼
2. 過剰な焼灼（高い温度設定，長い通電，強いコンタクト）
3. 細い肺静脈での焼灼

≫対策 ❶-1　術前に造影心臓CTを施行

術前に肺静脈の形態をしっかり把握しておくことは重要である。細い肺静脈，末広がりの肺静脈，また左房に対する肺静脈の角度などを事前に把握しておくことは肺静脈隔離術を行ううえで重要な情報となる（**図1**）。また，腎機能障害や喘息患者，造影剤に対するアレルギーをもつ患者に関しては，プレーンCTもしくはMRIを施行することを推奨する。画像の質は落ちるが，最低限の肺静脈形態を確認することはできる。

用語解説▶ LSPV
左上肺静脈
(left superior pulmonary vein)

用語解説▶ LIPV
左下肺静脈
(left inferior pulmonary vein)

用語解説▶ RSPV
右上肺静脈
(right superior pulmonary vein)

用語解説▶ RIPV
右下肺静脈
(right inferior pulmonary vein)

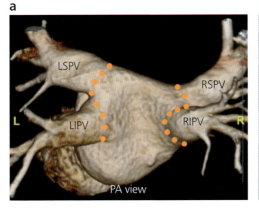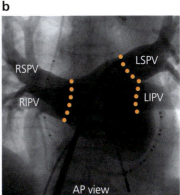

図1　術前造影CTおよび肺静脈造影
a：術前造影CT。　b：肺静脈造影。
CTおよび肺静脈造影から各肺静脈の形状を把握し，前庭部（•••••）における焼灼を計画する。
AP view：前後ビュー（anterior-posterior view）

≫対策 ❶-2　術中の肺静脈造影と3DマッピングシステムにおけるCTマージ

肺静脈狭窄を回避するために最も重要なことは，肺静脈遠位部での焼灼を避けることである。そのためには解剖学的に肺静脈前庭部を正確に把握することが重要であり，3Dマッピングシステムの使用は大きな助けとなる（**図2**）。ただし，術前CTと実際の術中の解剖に差を認めることもあり（撮影時期や体位の違いなどによる），術中に肺静脈造影を行うことで肺静脈前庭部の位置を確認することも重要である（**図1**）。

≫対策 ❶　術後の非特異的症状，follow-up CT

実際は肺静脈狭窄をきたしても症状を伴わないことが多い。肺静脈狭窄に伴う症状としては，微熱，呼吸苦，咳嗽，血痰，胸痛のほか，倦怠感や筋肉痛などのインフルエンザ様症状などが挙げられるが，非特異的症状であるため注意深い問診が必要となる[1]。

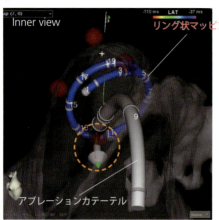 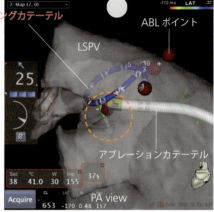

図2　3Dマッピングシステムを用いた肺静脈隔離術
a：インナービュー（LSPV）（左房内からLSPVを覗いたビュー）。　b：後前（PA）ビュー。
CARTO® systemを用いてCT画像をマージさせることで肺静脈の前庭部がより明確となる。20極のリング状マッピングカテーテルがLSPVの入口部へ留置されている。アブレーションカテーテルが上下左肺静脈の分岐部にあたっている。アブレーションカテーテル先端において矢印の方向に25gの力がかかっていることを意味する（⬚内）。
PA：posterior-anterior

なお，肺静脈狭窄に伴う症状は3〜5カ月程度経過した後に発症することが多く（平均100日），胸部画像所見の異常は70％以上の肺静脈狭窄例で50％にみられ，肺野のコンソリデーション，胸水貯留が多いとされ，血液検査と合わせ胸部X線写真による精査も重要である[2]。肺静脈狭窄に伴う症状であることが疑われた際には造影CTを施行して診断する（**図3**）。

また，無症状で経過していても肺静脈狭窄を合併することがあるため，症状の有無にかかわらず，follow-up CTを施行して一度術後の評価をしておくことも大切であろう。筆者らの施設では，初回の心房細動アブレーション患者に対して全例3カ月後にfollow-up CTを施行している。

≫対策 ❷　CTによる肺静脈狭窄の評価

術前に比べて50％以下の狭窄であれば経過観察でよい。一方，50％以上の狭窄を認めた場合には，その後もCTによるfollow-upが必要である（**図4**）。また，75％以上の狭窄を認めた際には有意な狭窄と判断し，肺静脈うっ滞に伴う生理学的循環障害をきたしていないかを評価するために，換気・血流シンチグラフィーを施行する。肺静脈狭窄に対する血行再建術の適応は明確ではないが，通常肺静脈の狭窄（閉塞）の程度は自覚症状に反映されるとされ，症状を伴う場合は治療を検討する必要がある。無症状の場合は経過をみることが多いが，著明な肺血流低下の改善のために治療を行う場合もある。

≫対策 ❸　血行再建術

治療方法としては，狭窄（閉塞）した肺静脈におけるバルーン拡張やステント留置術，または，開胸手術による血行再建（肺静脈形成術）や肺葉切除が施行される。しかしな

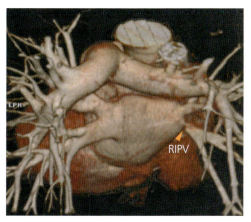
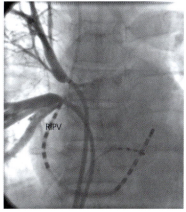

図3
高周波カテーテルアブレーション後の肺静脈狭窄

3カ月後の follow-up CT にて RIPV に高度狭窄を認めた。自覚症状なし。

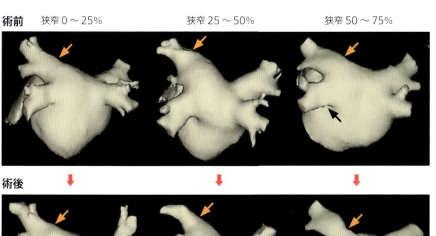

図4
術後の肺静脈狭窄

0〜75％までの術後肺静脈狭窄の症例をそれぞれ示す。いずれの症例も狭窄率は75％未満であり，経過観察としている。

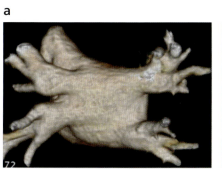
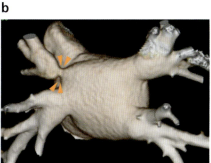

図5
クライオバルーンアブレーション後の肺静脈狭窄

a：アブレーション前。
b：アブレーション3カ月後。

術前CTには認めなかった左上肺静脈（LSPV）高度狭窄が3カ月後follow-upのCTにて認められた。肺血流の著明な低下を認めたため経皮的肺静脈形成術を施行する方針とした。

拡張前

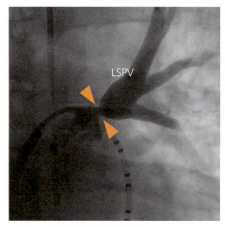
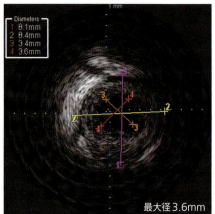

バルーン拡張

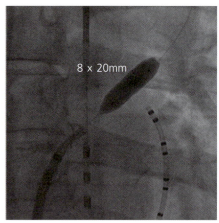

拡張後

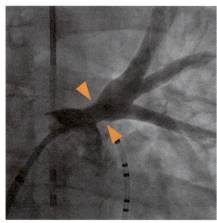
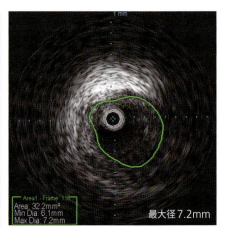

図6　バルーン拡張術

左肺静脈（LSPV）の高度狭窄（▶）に対して経皮的肺静脈形成術を施行した。φ0.015インチワイヤーをLSPV遠位部へ留置し，8.0×20mmサイズのバルーンを狭窄部へワイヤー越しに進めたのち，10気圧にて拡張を行い，高度狭窄の拡張に成功した。IVUSを用いて血管内腔が拡張したことを確認して終了としている。

用語解説 ▶ IVUS
血管内超音波検査
（intravascular ultrasound）

がら，再狭窄率は33〜61％と高く，繰り返し治療が必要となる可能性があり，また完全閉塞時は外科的治療が必要になることがあるため，早期に対処することが望まれ，治療後も定期的なCT followが必要である[3]。

当院において，近年クライオバルーンによる肺静脈隔離術後に肺静脈の高度狭窄を認め，バルーン拡張術を施行した症例を経験したが，同症例はバルーン拡張により肺静脈閉塞を回避することができた(**図5，6**)。

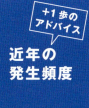

注意深い経過観察を怠らない

近年，3Dマッピングシステムや心腔内エコーの使用により，より前庭部における肺静脈隔離の施行が可能となり，肺静脈狭窄の発生頻度は初期の報告に比べて(3〜42％)，1％あるいはそれ以下と減少している[4]。しかしながら，高度狭窄もしくは閉塞をきたした場合には，肺高血圧やうっ滞性肺梗塞から命にかかわる危険性があるため無視できない。

クライオバルーン症例にも肺静脈狭窄症例は報告されており，発生頻度は減少傾向にあるものの，注意深い経過観察が必要である。

文献

1) Packer DL, Keelan P, Munger TM, et al：Clinical presentation, investigation, and management of pulmonary vein stenosis complicating ablation for atrial fibrillation. Circulation 111：546-554, 2005.
2) Saad EB, Marrouche NF, Saad CP, et al：Pulmonary vein stenosis after catheter ablation of atrial fibrillation：Emergence of a new clinical syndrome. Ann Intern Med 138：634−638, 2003.
3) Takahashi A, Kuwahara T, Takahashi Y：Complications in the catheter ablation of atrial fibrillation: incidence and management. Circ J 73：221-226, 2009.
4) Cappato R, Calkins H, Chen SA, et al：Updated worldwide survey on the methods, efficacy, and safety of catheter ablation for human atrial fibrillation. Circ Arrhythm Electrophysiol 3：32-38, 2010.

chapter II 1 心房細動アブレーション

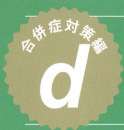

食道神経障害

国立病院機構災害医療センター循環器内科　**髙橋良英**

対策 0-1 P.59
食道造影により食道の位置を確認する

対策 0-2 P.59
CTで左房と食道の距離を確認する

対策 0-3 P.59
アブレーション時に食道温度モニターを使用する

対策 1 P.60
嘔吐や腹部膨満などの症状のチェック

▼ 食道神経障害の疑い

対策 2 P.61
CTによる胃の拡張，上部消化管内視鏡による胃蠕動運動低下の確認

対策 3 P.61
食事摂取可能な場合

対策 4 P.62
食事摂取不能な場合

経過観察

対策 5 P.62
外科的治療

発生原因

❶ 左房後壁領域の通電による食道周囲の迷走神経叢への熱障害

≫ 対策 ❶-1　食道造影により食道の位置を確認する

　食道神経障害は食道周囲迷走神経叢の熱障害が原因であり，食道近傍を通電しなければ，生じにくい。肺静脈前庭部後壁側の通電や左房天蓋部リニアアブレーション，左房後壁ボックス隔離などの際に本合併症が生じるリスクが高く，それらの通電部位と食道との位置関係をリアルタイムで確認するために食道造影は有用である（**図1**）。場合によっては，食道周囲を避けるように通電したり，食道近傍での通電では出力やコンタクトフォースをコントロールしたりする。前後像のみでは，食道と左房後壁との前後の距離がわからないため，左前斜位での撮影も行うとよい。ただし，高齢者や深鎮静下では造影剤の誤嚥もあるため，注意を要する。

≫ 対策 ❶-2　CTで左房と食道の距離を確認する

　食道造影による誤嚥リスクを避けるためには，CTが有用である（**図2**）。食道と左房後壁との距離を把握するには，最も適しているモダリティである。通常，左上肺静脈前庭部は食道から離れており，左下肺静脈前庭部が最も食道に近接している。冠静脈洞が食道に近い症例もある。

≫ 対策 ❶-3　アブレーション時に食道温度モニターを使用する

　食道の解剖学的位置はさまざまな方法で把握することが可能であるが，実際の食道への熱障害の程度の把握は，食道温度モニターを使用する以外の方法はない。ただし，臨床で計測可能な食道温度は食道内の温度であり，食道迷走神経叢は食道周囲（外膜側）であるため，食道内温度よりも高温となっていると予想される。通常，食道内温度は40〜41℃以下となるように通電時間・出力・コンタクトフォースがコントロールされることが多い。

食道温度が上昇しやすい場合，時間をあけて通電すると2回目の通電では食道温度が上昇しにくいことがある．これは，左房と食道の位置関係は常に同じではなく，呼吸などの影響により術中に食道がわずかに移動しているためと考えられる．そのため，左肺静脈の後壁側を通電して食道温度が上昇しやすい場合には，左肺静脈の隔離終了前に右肺静脈の隔離を行い，その後，再び左肺静脈後壁側を通電するとよい．

　また，食道温度モニターを使用することにより，常にリアルタイムの食道の位置を確認することが可能となる．食道は左右に動くことがあるため，通電直前に施行した食道造影時と，左房後壁の通電時には異なる位置にあることがある．しかし，温度モニターの位置のみでは，食道の左右への広がりまでは把握できないことを理解しておく必要がある．

≫対策 ❶　嘔吐や腹部膨満などの症状のチェック

　食道神経障害は，術後の嘔吐や腹部膨満といった症状を呈する．術翌日から1週間後くらいに発症するため，退院後に症状が出現するケースもある．

a：前後像　　　　　　　　　　　　　b：左前斜位

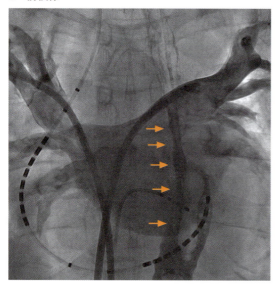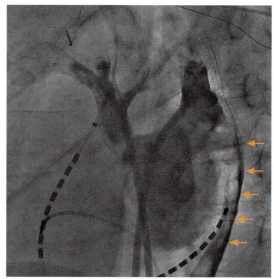

図1　肺静脈・食道造影
→：食道

対策 2　CTによる胃の拡張を確認，上部消化管内視鏡による胃蠕動運動低下の確認

食道神経障害を示唆する症状を呈した場合には，CTや上部消化管内視鏡を施行する（図3）。胃の拡張と大量の食物残渣を認めた場合には，食道神経障害と診断される。

対策 3　食事摂取可能な場合

心房細動アブレーション後に，食道周囲迷走神経叢の障害が原因と考えられる上部消化管蠕動低下は比較的多くの症例で認められることが知られている。通常，経過観察のみで数カ月後に消化管蠕動機能の改善を認めており，食事摂取が可能な場合は，アルコールやコーヒーなどの摂取を控え，消化のよい物を摂るように指導し，外来で観察すれば十分である。また，アブレーション当日は食事が止められたり，長時間の安静が必要となったり，といったことで便秘となり，便秘によって腹部膨満を訴える症例もある。

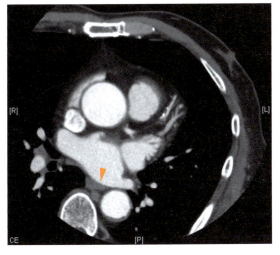
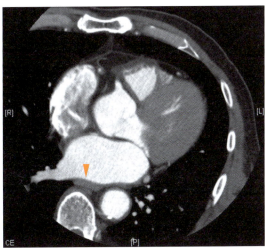

図2　CT像
a，bともに同じ症例であるが，頭側の断面像であるaでは，食道（）が左肺静脈の前庭部と接している。bからは，食道が右下肺静脈の前庭部にも接していることがわかる。

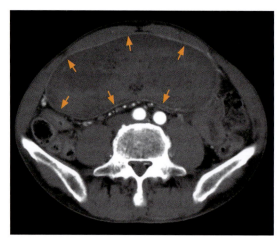

図3 食道神経障害を呈した症例のCT像

≫対策 4　食事摂取不能な場合

　　食事摂取できない場合には，入院を継続し補液を行う必要がある。消化管蠕動運動を促進する薬剤を用いる場合もあるが，基本的には徐々に回復することを待つ。

≫対策 5　外科的治療

　　1～2週間の経過観察後も，食事摂取が不可能な場合には，外科的胃切除術を要したとする報告もある。

+1歩のアドバイス　予防対策

どのようにして食道神経障害を避けるか？

食道近傍の左房後壁の通電回数を最小限にすることが，食道神経障害の予防には効果的である．そのため，筆者らは肺静脈の前壁側から通電を開始し，後壁側，特に食道に近い部位を最後に通電するようにしている．肺静脈アブレーションを開始した最初の通電では，肺静脈に留置したリングカテーテルの肺静脈電位の遅れを認めることが少なく，多くのケースで解剖学的に連続的な焼灼巣が形成される．一方，肺静脈の周囲の大半を通電した後は，肺静脈が遅れて興奮するようになり，肺静脈－左房間のギャップを特定することが可能となる．食道の近傍では，局所電位をガイドとして肺静脈－左房間のギャップのみを通電することにより，解剖学的アブレーションよりも通電回数を減らすことができる．

+1歩のアドバイス　クライオでも食道温モニターが重要

クライオアブレーションと食道神経障害

高周波アブレーションによる食道神経障害は数多く報告されている．そのため，本項では高周波アブレーションを前提として解説した．クライオアブレーションによる食道神経障害の頻度は，現在わかっていないが，クライオアブレーション後の左房食道瘻に関する報告は散見されるため，クライオアブレーションであっても食道神経障害が生じる可能性はあると考えられる．クライオアブレーションでも食道温度をモニターし，食道温度が15℃以下にならないように行うことが推奨されている．

chapter II 1 心房細動アブレーション

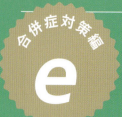

e 食道瘻

東京慈恵会医科大学循環器内科　**山根禎一**

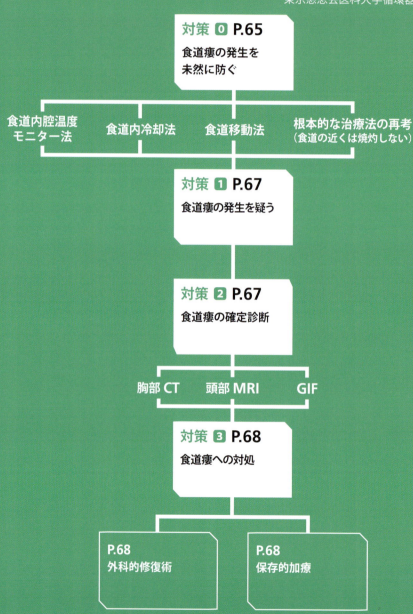

発生原因	❶ 食道近傍の左房後壁へのアブレーションが原因で，食道壁に損傷を生じることで瘻孔を形成する
	❷ 瘻孔の部位は，食道左房瘻，食道心嚢瘻，食道縦隔瘻などが存在する

≫対策 ❶　食道瘻の発生を未然に防ぐ

1 食道内腔温度モニター法

経鼻的に食道内に温度モニタリング用のプローブを挿入留置し，左房後壁への高周波通電中の食道内温度をリアルタイムで計測する（**図1**）。通常40〜41℃をリミットとして通電を中断することが推奨されている[1,2)]。

a
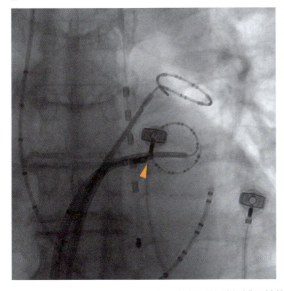

b
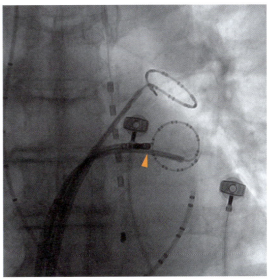

図1　左下肺静脈後壁領域の焼灼の実例
a：食道前面と重なる部位（▶）での焼灼では，食道温が上昇したために中断。
b：3〜4mm奥へと焼灼部位を移動（▶）したところ，食道温の上昇なく，肺静脈隔離に成功した。

2 食道内冷却法

食道内に冷却した生理食塩水を注入することで，過度な温度上昇を防ぐ方法である。高周波ホットバルーンによる肺静脈隔離の際には必須の方法として推奨されている。

3 食道移動法（図2）

食道内に留置したプローブを用いて食道位置を左右に移動させる方法である。左房後壁の高周波通電部位と食道が近い場合に，食道自体を移動させて熱による傷害を回避する方法である[3)]。

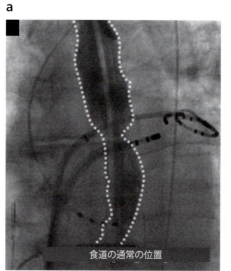
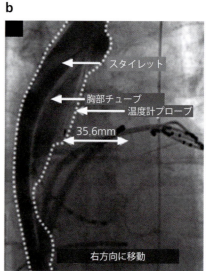
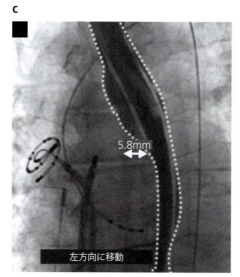

図2 食道内プローブを用いて食道位置を移動させる方法
(文献3より引用)

4 根本的な治療法の再考

 1 ～ 3 の3つの方法は，食道近傍を焼灼することを前提とした食道傷害回避法であるが，その治療法自体にもまだ改善の余地が残されている。肺静脈隔離の手法としては現在，肺静脈周囲の心筋を全周性にくまなく焼灼する方法が広く普及しているが，この手法が食道傷害と密接に関係していることも明らかになってきている[4]。左房肺静脈間の電気的交通は比較的限局しており，肺静脈周囲には焼灼不要な部位が存在していることも以前から報告されている[5]。図1は左下肺静脈後壁部位への焼灼中の画像を示している。図1aの焼灼部位では食道温が瞬く間に40℃に達して焼灼を中止せざるを得なかった。左房肺静脈間を伝導している限局した線維を焼灼するために，Lassoカテーテルを5mmほど血管内に進めて，当初よりもほんの少し奥で焼灼することで，食道温の上昇

なく目的の線維を切断することに成功している。

　このように，食道前面の心筋を焼灼することがその患者の心房細動を治すうえで本当に必要なのかどうかをもう一度考え，盲目的な全周性絨毯爆撃を再考することも食道傷害を予防するうえで非常に重要なキーなのではないかと考える。

≫対策 1　食道瘻発生を疑う

1 食道瘻発生による症状出現時期を知る

　日本不整脈心電学会による食道瘻発生調査結果によると，食道瘻による症状発生はアブレーション手術後平均25±6日後であり，すべての症例において症状の出現は退院後であった。

2 どのような症状で発症するか？

　頻度の高い症状は，発熱，胸痛，意識障害（神経学的異常），ショックなどである。

3 メディカルスタッフ・患者への説明の徹底

　以上のことから，心房細動アブレーションを施行した患者に対しては，退院後に発熱や胸痛などの症状が出現した場合には速やかに連絡をするように指示をすることが重要と考えられる。

≫対策 2　食道瘻の確定診断

1 胸部CT

　食道瘻の発生に最も有用な検査は胸部CT検査である。上記のような症状から食道瘻の発生が疑われた場合には直ちに胸部CTによって瘻孔の有無をチェックする必要がある（図3）。瘻孔は食道左房瘻，食道心嚢瘻，食道縦隔瘻など複数のタイプが存在するが，食道外にエアーの漏出があった場合には確定診断となる。

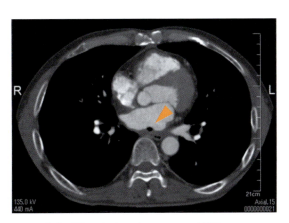

図3　胸部CTによるフリーエアーの確認

2 頭部MRI

意識障害や神経学的異常の生じている場合には，速やかに頭部MRI検査を施行する必要がある。

3 GIF

用語解説 GIF
上部消化管内視鏡検査
（Gastrointestinal fiberscopy）

GIF（図4）は食道傷害の有無を直視できる面で非常に有用であるが，食道左房瘻の場合などには心臓内に空気を送り込んでしまうリスクが高く危険を伴う。GIFを施行する場合には，CO_2ガスを使用して行うことが肝要といえる。

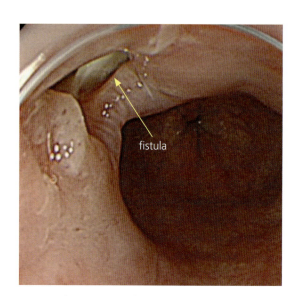

図4　緊急GIFによる食道瘻の確認

≫対策 3　食道瘻への対処

1 外科的修復術

食道瘻が確認された場合には，まず外科的修復術の適応を考えることが肝要である。食道左房瘻の場合には外科手術の絶対適応である。ほかのタイプの場合には保存的加療で改善する場合もありうるが，常に外科手術を治療のオプションとして念頭に置いておくことが大切であろう。外科手術による救命率は術前の患者の全身状態によって大きく異なり，手遅れになってからの決断にならないように留意したい。

2 保存的加療

絶食，安静および胃粘膜保護作用を有する薬剤（プロトンポンプ阻害薬）の使用などを行う。

食道傷害回避法

食道内温度が上昇するときはどうするか？

対策 »対策❶〜❹ で提示した食道傷害回避法について，図を使って解説してみよう。肺静脈の電気的隔離法として，上下肺静脈周囲をまんべんなく線状に焼灼する解剖学的焼灼法（wide circumferential PV isolation）が広く施行されている（**図5a**）。この方法の有効性は確立しているが，食道前面に沿って縦に線状焼灼することは食道に加熱効果（クライオアブレーションであれば冷却効果）が及ぶ危険性を常にはらんでいる。食道温をモニターしながら，温度が上がりすぎないように焼灼することで安全性が確保されるわけではない。

肺静脈周囲をすべて焼灼しなくてはならない，と信じ込んでいる術者とは，なかなか議論することが困難ではあるが，肺静脈と左房との間の電気的結合は比較的限局した伝導路（筋線維）を介して伝達していることは，肺静脈隔離術の開発時から知られている事実である（**図5b**）。食道前面の焼灼が必要で，焼灼によって食道温が上昇してしまう場合には，伝導している線維の走行に沿って少々遠位側を焼灼することで，解決することが多い。もちろんこの方法の場合には，リングカテーテルを用いた伝導路マッピングが必要である。数ポイントだけやや遠位側を焼灼したからといって肺静脈狭窄のリスクにはならない。全周性解剖学的焼灼を基本方針とする場合であっても，食道前面においては電気生理学的マッピングを併用した方法が危険を回避するスマートな焼灼方法だといえよう。

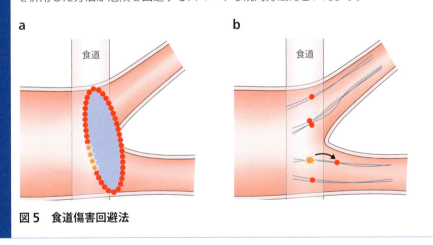

図5 食道傷害回避法

文献

1) Kuwahara T, Takahashi A, Kobori A, et al：Safe and effective ablation of atrial fibrillation：importance of esophageal temperature monitoring to avoid periesophageal nerve injury as a complication of pulmonary vein isolation. J Cardiovasc Electrophysiol 20：1-6, 2009.
2) Liu E, Shehata M, Liu T, et al：Prevention of esophageal thermal injury during radiofrequency ablation for atrial fibrillation. J Interv Card Electrophysiol 35：35-44, 2012.
3) Koruth JS, Reddy VY, Miller MA, et al：Mechanical esophageal displacement during catheter ablation for atrial fibrillation. J Cardiovasc Electrophysiol 23：147-154, 2012.
4) Yamane T, Nogami A, Shoda M, et al：Nationwide investigation of esophageal fistula following radiofrequency catheter ablation for atrial fibrillation in Japan. HeartRhythm 13：S127, 2016.
5) Sy RW, Gula LJ, Leong-Sit P, et al：Complete antral encirclement is not required for pulmonary vein isolation. Heart Rhythm 8：16-22, 2011.

chapter II 1 | 心房細動アブレーション

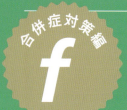

リングカテーテルの離脱困難（トラッピング）

国立病院機構災害医療センター循環器内科　**髙橋良英**

対策 0 -1 P.71
リングカテーテルは左房後壁にあててから，後壁に沿わせて肺静脈に挿入する

対策 0 -2 P.72
リングカテーテルの操作時は時計方向にトルクをかける

対策 0 -3 P.72
リングカテーテルのサイズを慎重に選択する

対策 1 P.72
リングカテーテルのトラップを素早く認知する

▼

リングカテーテルのトラップの疑い

（−） → P.10 chapter I へ

（＋）

対策 2 P.72
リングカテーテルのトラップを透視で確認

対策 3 P.72
リングカテーテルに時計方向のトルクをかける

対策 4 P.72
ロングシースをリングカテーテルの近くまで進め，シース内にリングカテーテルを収納する

対策 5 P.72
外科的治療

| 発生原因 | ❶ リングカテーテルが僧帽弁などの心臓内構造物に引っかかってしまう |

≫対策 ❶-1　リングカテーテルは左房後壁にあててから，後壁に沿って肺静脈に挿入する

　リングカテーテルが最もトラップされやすい構造物は僧帽弁であり，リングカテーテルを左下肺静脈に挿入する際に，カテーテルが僧帽弁に落ちてしまい，僧帽弁にトラップされるケースが多い。左下肺静脈は左上肺静脈よりも，やや後壁寄りに向かって出ている。そのため，リングカテーテルを左下肺静脈に挿入する際には，左房後壁に一度リングカテーテルをあて，後壁に沿わせるようにして肺静脈にカテーテルを挿入するとよい（**図1**）。また，ナビゲーションシステムを用いて，X線透視を用いずにリングカテーテルを操作するケースも多いが，左下肺静脈にリングカテーテルを挿入する際には，X

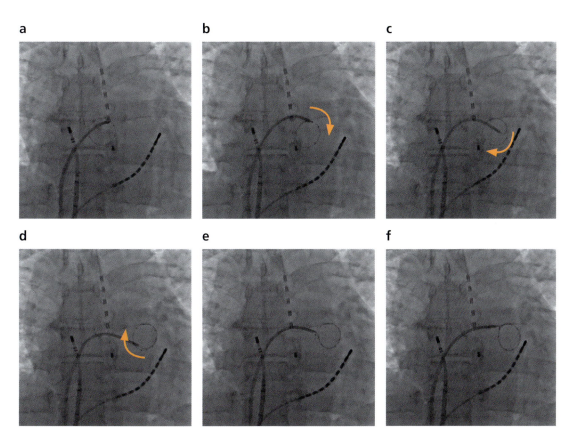

図1　左下肺静脈へのリングカテーテル挿入
a：まず，左房後壁，左下肺静脈よりもやや内側にリングカテーテルを軽く当てる。この際，左前斜位だと後壁にカテーテルが向いているかわかりにくく，僧帽弁輪にリングカテーテルが落ちやすい。
b〜e：リングカテーテルのシャフトが肺静脈にわずかに入ったら，時計方向にリングカテーテルを旋回する。
f：最終的にはリングカテーテルのシャフトを12時方向にすると，カテーテルが安定する。

線透視でカテーテル位置と形状を確認することにより，リングカテーテルのトラップを減らすことができる．

≫対策 0-2　リングカテーテルの操作時は時計方向にトルクをかける

リングカテーテルに反時計方向のトルクをかけると，構造物にトラップされてしまうので，トルクをかけるときは必ず時計方向とすることで，トラップされるリスクを低減させることができる．

≫対策 0-3　リングカテーテルのサイズを慎重に選択する

肺静脈の径よりも大きめのリングカテーテルを左下肺静脈に挿入しようとする場合にも，僧帽弁にカテーテルが落ちやすい．そのため，僧帽弁置換術後の症例など，リングカテーテルのトラップを絶対に避けたい症例では，少し小さめのサイズのリングカテーテルを選択するとよい．

≫対策 1　リングカテーテルのトラップを素早く認知する

リングカテーテルが思ったとおりに動かない場合には，リングカテーテルのトラップを疑う．リングカテーテルを反時計方向にトルクをかけると，リングがさらに絡むことになるため，トラップが疑われたら，リングカテーテルにトルクをかけないようにする．

≫対策 2　リングカテーテルのトラップを透視で確認

リングカテーテルのトラップが疑われたら，カテーテルにトルクをかけず，まず，カテーテルを1〜2cm引き抜く（**図2a**）．その際に，リングが伸びるようであれば，トラップされたと考えてよい．

≫対策 3　リングカテーテルに時計方向のトルクをかける

リングカテーテルがトラップされた場合，リングの先端部のみのトラップであれば，カテーテルに時計方向のトルクをかけると，カテーテルの離脱ができることがある．

≫対策 4　ロングシースをリングカテーテルの近くまで進め，シース内にリングカテーテルを収納する

リングの奥のほうまでトラップされた場合には，離脱が困難となることがある．その場合にはロングシースを進め，リング部分をロングシース内に収納することにより，リングが直線状に伸び，トラップから離脱することができる（**図2b〜d**）．

≫対策 5　外科的治療

外科手術が必要となる場合も，まれにある．

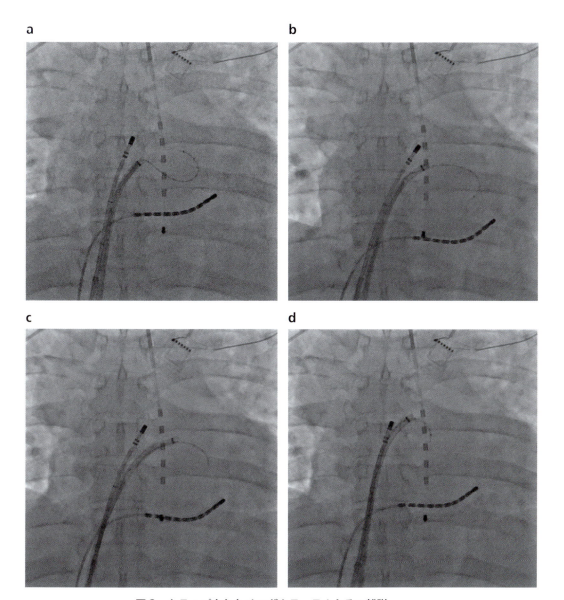

図2　トラップされたリングカテーテルとその離脱
a：リングカテーテルを引き抜くと，リングが変形するため，リングカテーテルがトラップされたことが確認される。
b～d：トラップされたリングカテーテルを離脱させるため，ロングシースを進め，リングカテーテルをロングシース内に収納する。

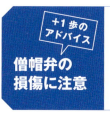

リングカテーテルがトラップされた症例のフォロー

リングカテーテルにより，僧帽弁が損傷を受けることがまれにある。そのため，リングカテーテルがトラップされた症例では，術後に心エコー検査で僧帽弁逆流の増加がないか確認するとよい。

chapter II 1 ｜心房細動アブレーション

合併症対策 g 血胸・気胸

東京慈恵会医科大学葛飾医療センター循環器内科　松尾征一郎

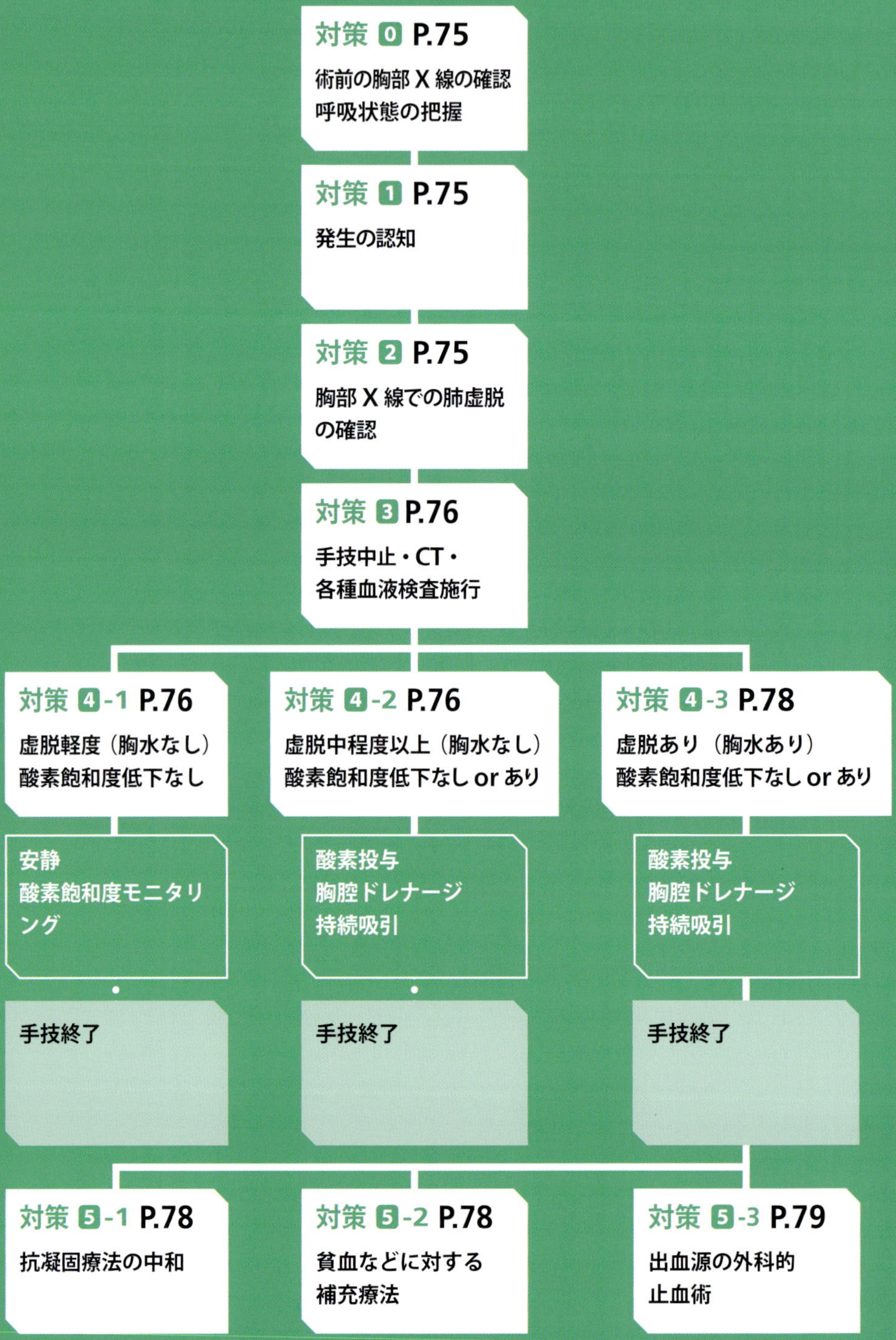

対策 0　P.75
術前の胸部X線の確認
呼吸状態の把握

対策 1　P.75
発生の認知

対策 2　P.75
胸部X線での肺虚脱の確認

対策 3　P.76
手技中止・CT・各種血液検査施行

対策 4-1　P.76
虚脱軽度（胸水なし）
酸素飽和度低下なし

安静
酸素飽和度モニタリング

手技終了

対策 4-2　P.76
虚脱中程度以上（胸水なし）
酸素飽和度低下なし or あり

酸素投与
胸腔ドレナージ
持続吸引

手技終了

対策 4-3　P.78
虚脱あり（胸水あり）
酸素飽和度低下なし or あり

酸素投与
胸腔ドレナージ
持続吸引

手技終了

対策 5-1　P.78
抗凝固療法の中和

対策 5-2　P.78
貧血などに対する補充療法

対策 5-3　P.79
出血源の外科的止血術

発生原因

❶ 鎖骨下静脈穿刺時の誤穿刺
❷ 心臓内カテーテル操作による心臓壁損傷
❸ 肺疾患合併症例での過度の陽圧呼吸管理

»対策 ⓪ 術前の胸部X線・呼吸状態の把握

　過去の肺炎などの肺疾患で，もともと画像上異常を認められる症例も存在するため，術前に胸部X線画像を確認することは重要である．また，気胸や血胸の症状としては胸痛を伴うこともあるが，アブレーション中は鎮静がかかっていることも多いので，呼吸状態の異常（呼吸苦など）が最初の発見の手がかりとなることも少なくない．呼吸障害が出た場合は酸素飽和度が低下するため鎖骨下穿刺を行う際は，極力深い麻酔は避け，必ず酸素飽和度をモニタリングしながら施行することが重要である．

　鎖骨下静脈穿刺は解剖によっては困難なこともある．無理な穿刺は気胸および血胸を引き起こすことも多くなるため，穿刺が困難な場合は内頸静脈や肘正中皮静脈からの穿刺に変更することも考える．また，肺気腫などの閉塞性肺疾患が基礎疾患として認められる症例は，初めから鎖骨下静脈からのアプローチを避けることも念頭に置いたほうがよい．

»対策 ❶ 発生の認知

　血胸・気胸は気付かずに放置すると危険な合併症の1つであるが，その診断も簡単ではない．カテーテルアブレーション中の透視画像では，血胸・気胸の際に評価すべき部位である肺尖部の情報は得ることができない．そのため，画像上で血胸および気胸を最初に認知するのは非常に困難である．その診断の根拠の1つとして，鎮静下で症状を患者が訴えることができない場合は酸素飽和度の低下である．原因が不明な酸素飽和度の低下が認められた場合には，血胸・気胸を疑う必要があるが，鎖骨下穿刺をした後，数時間後に症状が出てくる場合もあるので，いつの時点でもこの2つを念頭に置くことが重要である．

»対策 ❷ 胸部X線での肺虚脱の確認

　胸部X線画像上では肺尖部など肺の末端からの虚脱（**図1**）が認められるが，カテーテルアブレーション中では心臓が中心にあるため，気付かれにくい．そのため経皮的酸素飽和度など確認を随時行い，低下が認められた際には一度肺の遠位部（肺尖部など）の画像確認を行うことが重要である．また，血胸の場合は肺虚脱とともに虚脱肺の周囲の印影が低濃度となるため（白くなる），胸部X線（透視上）でのある程度の鑑別は可能である．

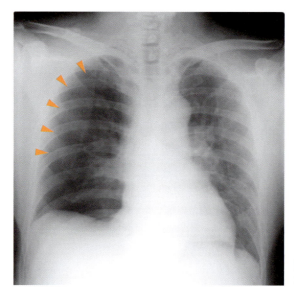

図1　肺虚脱
右肺の虚脱が認められる（▶）。

≫対策 3　手技中止・CT・各種血液検査施行

　肺の虚脱が認められた場合は，直ちに手技を中止し対処に移行する．まずCT検査を施行し，肺虚脱の程度を確認しなくてはならない．また，CT検査にて胸水の有無を確認し，それが気胸なのか血胸なのかの判断を行う．画像での確認とともに，動脈血酸素飽和度や血液検査（血算など）を施行し，状況を把握する．血胸の場合は，貧血を併発する可能性もあり，また徐々に進行することも少なくないため，継時的に検査を行うことが重要である．

≫対策 4-1　虚脱軽度（胸水なし）

　胸水がなく虚脱が軽度の場合は，軽度気胸である．軽度の場合は胸部単純X線写真では虚脱の確認が難しく，CTで詳細に評価を要することも多い（**図2**）．気胸が軽度の場合は，呼吸苦などの症状もなく保存的に安静を維持することで回復することが期待できるため，侵襲的な処置を行わずに済むことが多いが，酸素飽和度のモニターは継続して行う．

≫対策 4-2　虚脱中等度以上（胸水なし）

　胸水を認めず気胸が認められ，その虚脱度が中等度以上の場合は（**図3**），呼吸苦や酸素飽和度の低下がなくても胸腔内にドレーンを留置し陰圧をかけ，持続的な吸引術を施行する（**図4**）．多くは，持続吸引によって肺虚脱が改善し，気胸の原因となっている病変にも外科的処置をすることなく自然閉鎖することが期待できる．ドレーンを留置した場合は，継時的に胸部X線写真にて肺虚脱の改善度を評価する．改善している場合はドレーンを抜去する前に陰圧吸引を中止し，それでも肺虚脱が進行しないことを確認した後に，ドレーンを抜去する．

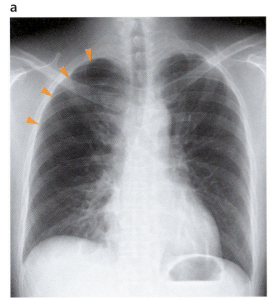
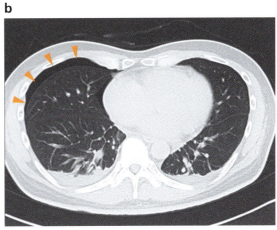

図2 軽度の虚脱
軽度であるが，胸部X線にて右肺が虚脱しているのがわかる（aの▶）。CTでは，よりはっきりと右肺の周囲にfree spaceが認められ，気胸であることがわかる（bの▶）。

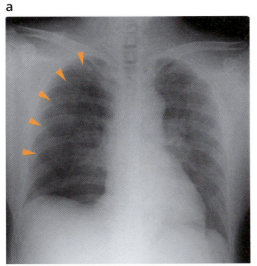
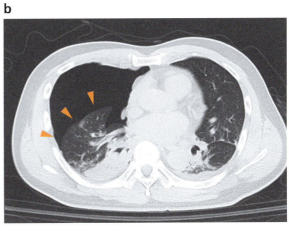

図3 高度の虚脱
胸部X線でも右肺の虚脱が認められるが，CTにて右肺が高度に虚脱している様子がはっきりする（a, bの▶）。

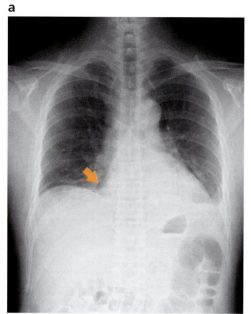
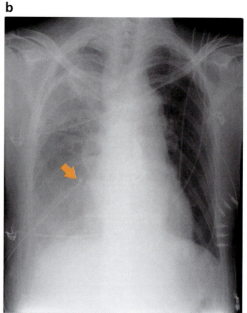

図4 ドレーン留置後の胸部X線写真
トロッカー挿入後。

≫対策 ❹-3　虚脱あり（胸水あり）

　肺虚脱とともに胸水が多く認められた場合，それは気胸ではなく血胸である可能性が高くなる。胸部X線では肺野が白く撮像され，CTでは胸水貯留が認められる（**図5**）。血胸の場合は，肺虚脱に対する処置とその出血源に対する止血治療との双方が同時に必要となる。血胸の場合，肺虚脱の程度にもよるが持続的なドレナージ吸引が必要なことが多い。

≫対策 ❺-1　抗凝固療法の中和

用語解説　ACT
活性化全血凝固時間（activated clotting time）

　カテーテルアブレーション中は，ACTを300以上に保つことが多いため保存的な止血がそのままだと困難である。そのため，血胸が確認された，もしくは疑われた時点で直ちに抗凝固療法の中和が必要となる。また，ワルファリンやダビガトランのように中和薬が存在する場合は，カテーテル手技を中止するのと同時に抗凝固療法の拮抗療法を行う。

≫対策 ❺-2　貧血などに対する補充療法

　出血の程度によっては，高度な貧血になることも考えられるため血液検査を頻回に行い，必要性が高い場合は，赤血球や凝固因子の補充療法が必要となる。血胸では出血は視認できないため，貧血が初期に認められない場合でも赤血球数など頻回な血液検査を施行する。

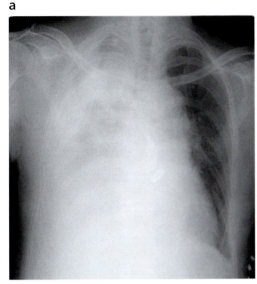
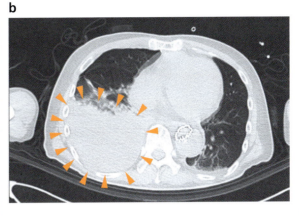

図 5　虚脱・胸水が両方認められる場合
胸部 X 線では，右肺野に肺陰影がほとんど認められなくなっている。CT にて大量の胸水貯留（▶）が認められ，血胸であることがわかる。

≫対策 5-3　出血源の外科的止血術

　血胸はカテーテルアブレーション中の合併症としては頻度の高いものではない。しかしながら，放置すると生命に危険が生じる重篤な状態になる可能性がある合併症の1つである。特に，抗凝固療法の中止や安静によっても出血が持続する場合には，出血源の同定とそれに対する外科的処置を要する場合もあるため，速やかな対応を要する。

+1歩のアドバイス　複合合併症に備える

特殊な原因の血気胸

カテーテルアブレーションにおける血気胸は，鎖骨下静脈へのカテーテル挿入時に生じることが多い。しかし，心臓でも心膜に覆われていない部分が損傷した場合は縦隔内出血に加えて血胸を発症することがある。鎖骨下静脈穿刺をしていない場合でも，血胸は起こりうるため常に注意を払っておくことが望まれる。

chapter II 1 | 心房細動アブレーション

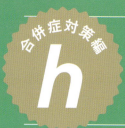

横隔神経麻痺

慶應義塾大学医学部循環器内科　國富　晃, 髙月誠司

対策 0　P.81
・横隔神経の走行の特徴を知る
・上大静脈隔離の適応を慎重に決定する
・クライオバルーンアブレーションは CMAP を併用する

対策 1　P.83
ハイリスク部位で通電前に横隔神経ペーシングを行い横隔膜捕捉の有無を確認する

対策 2　P.84
通電中の横隔神経ペーシングによる横隔膜捕捉または CMAP 低下の素早い察知

横隔膜捕捉または CMAP 低下の疑い

対策 3　P.84
横隔膜捕捉の減弱を認めた場合

横隔膜運動低下なし ……　　　　横隔膜運動低下あり

P.10 〜 13
chapter I へ

対策 4　P.85
横隔神経麻痺を認めた場合

横隔膜運動回復あり ……　　　　横隔膜運動回復なし
　　　　　　　　　　　　　　　同部位の追加通電は中止

P.10 〜 13
chapter I へ
追加通電が必須であれば慎重に手技の継続

対策 5　P.85
術後も横隔神経麻痺が遷延した場合

発生原因

以下の手技中に高率に合併しうるため注意が必要である。

❶ 上大静脈隔離中
❷ 右肺静脈隔離中
　❷-1 クライオバルーンによるアブレーション
　❷-2 右上肺静脈起始部前壁側への通電
　❷-3 右肺静脈起始部よりも肺静脈側での通電
　❷-4 巨大左房により右肺静脈起始部がより右側に偏位している場合

≫ 対策 ❶-1　横隔神経の走行の特徴を知る

　横隔神経は頸髄から縦隔内を下降し横隔膜に達するが，特に右横隔神経は上大静脈後側壁と右肺静脈の前壁の間を走行するため，上大静脈もしくは右肺静脈隔離中に横隔神経麻痺をきたす可能性がある（図1）[1]。また右肺静脈において右上肺静脈は右下肺静脈よりも前寄りに位置するため，右上肺静脈前壁側への通電時は特に注意が必要である。また右肺静脈起始部よりも肺静脈側への通電や，巨大左房により右肺静脈起始部が相対的により右側に偏位している症例では，通電部位がより右横隔神経に近づく可能性があるため注意が必要である。一方，左横隔神経は左心耳の比較的深部から左鈍角枝領域周辺を縦走するため，心房細動アブレーション中に障害をきたすことは少ない。筆者らの検討では上大静脈，右上肺静脈からの高出力ペーシングで右横隔神経を捕捉したのはそれぞれ100%，68%，左心耳および左肺静脈からの高出力ペーシングで左横隔神経を捕捉したのはそれぞれ43%，5%であった[2]。

　また左右の横隔神経は，内胸動脈から分岐する心膜横隔動脈，および腕頭静脈に灌流する心膜横隔静脈とともに心膜横隔束（PBs）を形成している。筆者らの検討では術前に施行した3D-CTで描出された心膜横隔束と，実際に高出力ペーシングによる横隔膜捕捉の結果から推定された横隔神経の走行部位がほぼ一致していた[2]。また，4本の肺静

用語解説　PBs
心膜横隔束
（pericardiophrenic bundles）

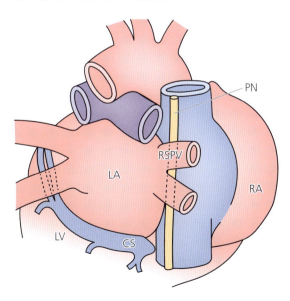

図1　右横隔神経の走行
RA：右房（right atrium），LA：左房（left atrium），CS：冠静脈洞（coronary sinus），LV：左室（left ventricle），RSPV：右上肺静脈（right superior pulmonary vein），PN：横隔神経（phrenic nerve）
（文献1より引用）

脈のうち，最もハイリスクである右上肺静脈において，平均右心膜横隔動脈－右上肺静脈口間距離が10mm以下である場合が横隔神経障害の最も強い予測因子であることが報告されている[3]。このことから，術前に施行する3D-CTで心膜横隔動脈の走行が確認できる場合，同部位を横隔神経が並走していると予測することが可能であり，術前のリスク評価として有用である(図2)。

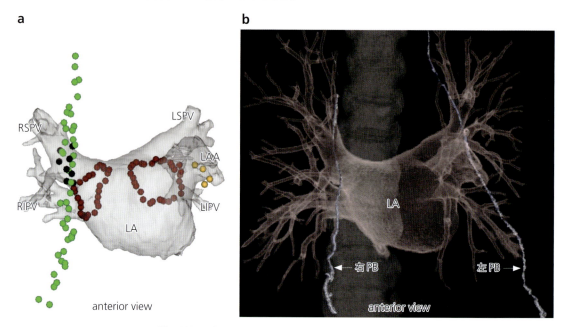

図2　横隔神経捕捉部位と3D-CTで描出された心膜横隔束の関係
a：横隔神経捕捉部位。●は上大静脈および右房，●は右上肺静脈，●は左心耳からの高出力ペーシングにより横隔神経捕捉を認めた部位，●は焼灼部位。
b：3D-CTで描出された左右心膜横隔束の走行。横隔神経捕捉部位とほぼ一致している。
PB：心膜横隔束，RSPV：右上肺静脈，RIPV：右下肺静脈，LSPV：左上肺静脈，LIPV：左下肺静脈，LAA：左心耳，LA：左房
（文献2より引用）

≫対策 ❶-2　上大静脈隔離の適応を慎重に決定する

　上大静脈の後側壁には右横隔神経が近接して走行しており，上大静脈隔離中の横隔神経麻痺合併の頻度は2〜3%[4]と最も高頻度である。そのため合併症のリスクを考えた場合，上大静脈隔離は術中に上大静脈が不整脈原性を有することが確認された場合にのみ追加で行うべきと考えられる。なお不整脈原性の確認のため，術中は常に上大静脈領域にも電極を留置しておくことが望ましい。
　また上大静脈に全周性に通電を行うよりも，上大静脈電位の最早期を指標に通電し隔離を試みることで，通電部位を少なくし，横隔神経麻痺合併のリスクを下げることが有用である。

≫対策 ❶-3　クライオバルーンアブレーションは横隔神経麻痺のリスクが非常に高いためCMAPを併用する

　近年普及してきているクライオバルーンカテーテルを用いたアブレーションは，右肺静脈，特に右上肺静脈隔離の際の右横隔神経麻痺の頻度が約3%[5]と高周波カテーテル

を用いた場合と比較して高い．特に小径バルーン（23mm）使用時や過度のバルーンの肺静脈への押し付けは，より肺静脈遠位での組織障害をきたし，横隔神経障害のリスクが上昇するので注意が必要である（**図3**）．クライオバルーンアブレーションの場合は，両側横隔神経麻痺をきたしうることを念頭に手技を行うとともに，横隔神経ペーシングにより記録される横隔膜運動のCMAPのモニタリングを併用することで，手技中の横隔神経麻痺をより早期に確実に察知することが有用である．また横隔神経麻痺は本項で述べる対策を行うことで，多くの症例で数日以内に自然回復を認める．

用語解説 ▶ CMAP
活動電位高
（compound motor action potential）

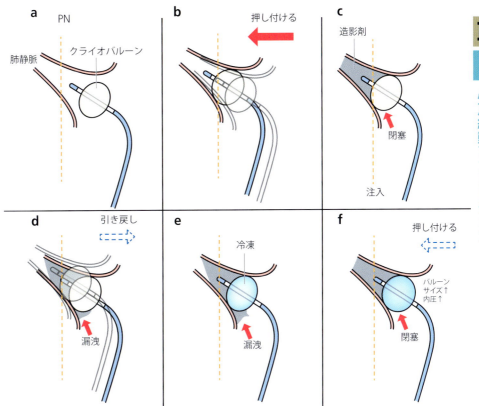

図3　横隔神経麻痺を回避するクライオバルーン操作法の一例
点線は横隔神経走行部位を示す．
a：クライオバルーン操作の開始時．
b：バルーンを肺静脈口に押し付けている状況．
c：バルーン先端から造影剤を注入し，バルーンが完全に肺静脈口を閉塞し造影剤漏洩がない．
d：**c**の状況から少しだけバルーンを引き戻し造影剤を漏洩させる．
e：**d**の状況で冷凍開始．
f：冷凍開始直後，バルーンサイズおよび内圧が高まると同時に肺静脈口に押し付けることで，過度に肺静脈遠位を冷却せず横隔神経麻痺のリスクが減少する．
PN：横隔神経
（文献6より引用）

≫対策 ❶　ハイリスク部位で通電前にペーシングを行い横隔膜捕捉の有無を確認する

上大静脈隔離時は側壁または後壁，右肺静脈隔離時は特に右上肺静脈前壁では，通電前にアブレーションカテーテルを用いて最大出力（25〜30mA）でペーシングを行い，右

横隔神経の捕捉とそれに伴い生じる心窩部の横隔膜捕捉の有無を確認する。捕捉された場合は10mA程度の低出力でも捕捉されるかを確認し、なおも捕捉される場合は可能な限りその部位の通電は避けるべきである。どうしても通電が必要な場合には、>> 対策 2 の方法をとりながら通電する。

また、右肺静脈に関しては上下ともに肺静脈接合部よりも肺静脈内への通電が必要となった場合も同様の対応が望ましい。左横隔神経に関しては冠静脈洞内、特に左上大静脈遺残内や、CFAEアブレーションなどで左心耳内の比較的深部を通電する必要が生じた際に注意が必要である。

用語解説 ▶ CFAE
複合細分化心房電位
(complex fractionated atrial electrogram)

>> 対策 2 　通電中の横隔神経ペーシングによる横隔膜捕捉低下の素早い察知

予定通電部位が低出力ペーシングでも横隔神経を捕捉してしまうが、電気的隔離のために同部位の通電がどうしても不可避と考えられる状況がある。その場合は、通電部位よりも頭側の上大静脈領域でSVC-CS電極カテーテルやHis-RV電極カテーテルを用いて持続的に横隔神経ペーシングを行い、助手が用手で横隔膜捕捉を常にモニタリングしている状態で10～20Wの低出力から慎重に通電を開始する（**図3**）。

なお、クライオバルーンアブレーションでは全例で冷却中同側の横隔神経ペーシングを行う。このとき左横隔神経ペーシングはHis-RV電極カテーテルを左腕頭静脈まで進めて行う。またCMAPを併用し横隔膜活動電位高の変動も慎重にフォローする。

横隔神経ペーシングは最大出力で行う方法もあるが、当施設では早期に横隔神経障害を検出できるよう、なるべく刺激閾値に近い出力刺激での横隔神経モニタリングを行っている。この場合、通電開始前に横隔神経の刺激閾値を確認する必要がある。さらに呼吸性変動により横隔膜刺激が一定でない場合もあるため、通電前にあらかじめ横隔膜捕捉の変動を把握しておくことが望ましい。

また、横隔神経の刺激周期は1,000～1,500msec程度で行う。これ以上早い頻度で横隔膜を刺激すると、横隔膜筋が疲労して、横隔神経障害が出現していないにもかかわらず横隔神経刺激による横隔筋の収縮力が低下し、あたかも横隔神経障害と誤診してしまう可能性があるからである。

用語解説 ▶ SVC
上大静脈
(superior vena cava)

用語解説 ▶ CS
冠静脈洞
(coronary cinus)

用語解説 ▶ RV
右室
(right ventricle)

>> 対策 3 　横隔膜捕捉の減弱を認めた場合

横隔膜捕捉の減弱は秒単位で急激に生じることが多いので、注意深くモニタリングを行う。モニタリング中に用手で横隔膜捕捉の減弱もしくは消失を認めた場合は、直ちに通電を中止する。またクライオバルーンアブレーション時は用手でのモニタリングはもとより、CMAPが30～35％以上の減高を認めた場合は直ちにdouble stop techniqueを用いて即座に冷却の中止、カテーテル内部の冷凍物質の吸引回収およびバルーンの収縮操作を行い、透視画像で横隔膜捕捉の低下の有無をペーシング時と自発呼吸時の両方で確認する。一般にCMAP値の低下は横隔膜捕捉の減弱に先行するため、CMAPの低下傾向を認めた場合はいつでも即刻冷却中止ができるよう体制を整えておくべきである。

▶▶ 対策 4　横隔神経麻痺を認めた場合

　明らかな横隔膜捕捉の低下を認めた場合，経時的に横隔膜運動の回復がみられるか透視を用いて観察する。横隔膜捕捉減弱に対し迅速な通電中止を行った場合は術中早期に回復することが多いが，横隔膜捕捉減弱の察知が遅れ通電時間が長引いた場合は，術後も横隔神経麻痺が遷延する可能性がある。クライオバルーンアブレーションにおいて，横隔神経障害徴候が生じた時点でdouble stop techniqueを用いて直ちに冷却を中止した場合，横隔神経の弱い回復は冷却中止後1～2分程度，横隔膜運動は6～12分程度の経過を経て回復することが多いことが報告されている[7]。

　通電により横隔神経障害が確認された場合，同部位およびその近傍の追加通電は原則として避けるべきである。電気的隔離のため，なおも追加通電が不可欠であれば，横隔膜運動の回復を確認した後に同様の方法で低出力から慎重に通電を行うとともに，引き続き厳重なモニタリングを行う。またクライオバルーンの場合は電気的隔離が不十分であれば高周波カテーテルに切り替えて追加通電による隔離（touch up）を試みる。

▶▶ 対策 5　術後も横隔神経麻痺が遷延した場合

　術後，胸部X線を撮影し，横隔膜挙上の有無を確認する（**図4**）。患者に詳しい状況の説明と，麻痺は多くの場合一過性であり，数日から数カ月の経過で自然回復することが多いことを説明する。また，必要に応じてビタミンB_{12}製剤（メコバラミン）の処方を行う。外来で呼吸困難感などの自覚症状の有無をフォローするとともに，定期的に胸部X線検査を施行し横隔膜挙上の改善の有無を確認する。

a：RAO

b：LAO

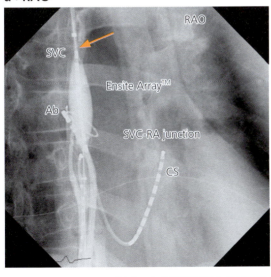
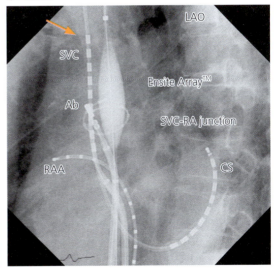

図4　上大静脈隔離中の横隔神経ペーシング
➡の部位から横隔神経ペーシングを行う。
RAO：右前斜位（right anterior oblique），LAO：左前斜位（left anterior oblique），SVC：上大静脈（superior vena cava），CS：冠静脈洞，Ab：アブレーションカテーテル，SVC-RA junction：上大静脈（superior vena cava）右房（right atrium）接合部，RAA：右側大動脈弓（right aortic arch）
（文献4より引用改変）

a：術前　　　　　　　　b：術直後　　　　　　　　c：2週間後

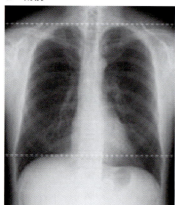
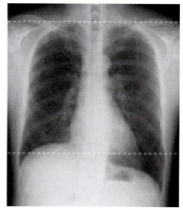
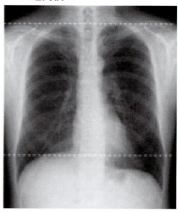

図5　自験例での横隔神経麻痺
通電中に横隔膜捕捉の低下を認め，直ちに通電を中止した．術直後の胸部X線では右横隔膜の挙上を認めたが，2週間後には自然軽快を認めた．
（文献4より引用改変）

通電のリスクとベネフィットを理解する

　横隔神経麻痺はその好発部位および予防対策が比較的明確であり，予防と早期発見が何よりも重要である．可能な限り横隔膜捕捉部位への通電は避けることが望ましいが，実際にはペーシングで横隔神経捕捉があるにもかかわらず，電気的隔離のためには通電が不可避な部位も少なからず存在するため，リスクとベネフィットを勘案したうえで，本項に記載の方法で通電を行うことが望ましい．
　また，近年普及してきたクライオバルーンアブレーションはより広範囲かつ肺静脈遠位側まで組織障害が及びうるため横隔神経麻痺のリスクはさらに高く，横隔神経麻痺への対策はより重要となってきている．

文献

1) Bunch TJ, Bruce GK, Packer DL, et al : Mechanisms of phrenic nerve injury during radiofrequency ablation at the pulmonary vein orifice. J Cardiovasc Electrophysiol 16:1318-1325, 2005.
2) Fukumoto K, Takatsuki S, et al:Three-dimensional imaging and mapping of the right and left phrenic nerves: relevance to interventional cardiovascular therapy. Europace 15:937-943, 2013.
3) Horton R, Di BL, Natale A, et al:Locating the right phrenic nerve by imaging the right pericardiophrenic artery with computerized tomographic angiography: implications for balloon-based procedures. Heart Rhythm 7:937-941,2010.
4) Kimura T, Takatsuki S, Fukuda K, et al: Electrical isolation of the superior vena cava using upstream phrenic pacing to avoid phrenic nerve injury. Pacing Clin Electrophysiol 35:1053-1060, 2012.
5) Kuck K, Brugada J, et al: Cryoballoon or Radiofrequency Ablation for Atrial Fibrillation. N Engl J Med 374: 2235-2245, 2016.
6) Casado-Arroyo R, Chierchia GB, et al:Phrenic nerve paralysis during cryoballoon ablation for atrial fibrillation: a comparison between the first- and second-generation balloon. Heart Rhythm 10:1318-1324, 2013.
7) Ghosh J, Sepahpour A, Chan KH, et al : Immediate balloon deflation for prevention of persistent phrenic nerve palsy during pulmonary vein isolation by balloon cryoablation. Heart Rhythm 10 : 646-652, 2013.

chapter II　1　心房細動アブレーション

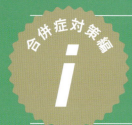

房室ブロック・洞不全

桜橋渡辺病院心臓血管センター不整脈科　岡田真人，井上耕一

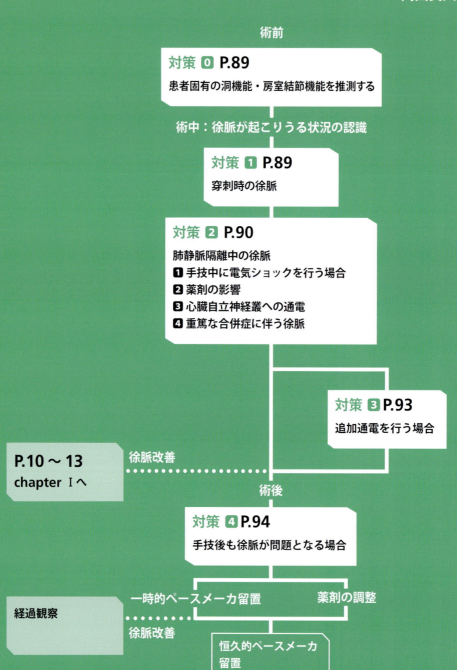

> **発生原因**
> ❶ 患者固有の洞機能，房室結節機能の低下
> ❷ 疼痛刺激による血管迷走神経反射
> ❸ 薬剤（鎮静薬・アデノシン）の使用
> ❹ GPへの通電
> ❺ 手技による洞結節・房室結節への傷害
>   （上大静脈隔離・CFAEアブレーションなど）
> ❻ 重篤な合併症に伴う徐脈
>   （右冠動脈空気塞栓・心タンポナーデなど）

用語解説 ▶ GP
心臓自律神経叢
（ganglionated plexi）

用語解説 ▶ CFAE
複雑分裂心房電位
（complex fractionated atrial electrogram）

≫対策 ⓪　患者固有の洞機能・房室結節機能を推測する

　安静時心電図から患者の洞機能・房室結節機能をある程度予測できる。発作性心房細動症例では，事前に洞停止が確認されている症例はもちろん，意識消失発作・ふらつきの既往がある場合，洞不全症候群合併の可能性を考慮する。

　持続性心房細動症例では，心室レートが房室結節機能の推定に役立つ。無投薬で心拍数が低い患者は，房室結節機能の低下を想起する。また心房細動停止に伴い洞不全症候群が顕在化する症例も存在する。左房容積の拡大・V_1誘導の細動波（f波）の低電位・短い周期[1]が除細動後の洞不全症候群の予測因子として知られている（**図1**）。

a：f波が不明瞭な症例

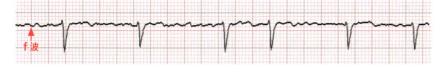

b：f波が明瞭な症例

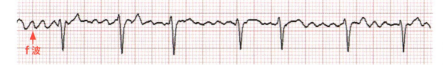

**図1
持続性心房細動における洞機能不全の推測：心電図**

V1誘導の心電図を示す。細動波（f波）が不明瞭な症例（**a**）では，明瞭な症例（**b**）と比較し，電気的リモデリングが進行しており，除細動後に洞不全症候群が顕在化する可能性を考慮する。

≫対策 ❶　穿刺時の徐脈

　穿刺中に患者に悪心・冷汗が生じ，徐脈とともに動脈触知困難（低血圧）となった場合，血管迷走神経反射を考える。血管迷走神経反射は，心臓カテーテル室で最も頻度の多い合併症の1つで，約3%の症例で生じ[2]，体液量減少を背景に，疼痛刺激および不安により誘発されやすい。ほとんどの症例で徐脈・低血圧は可逆性であるが，患者の苦痛軽減のため，咳嗽刺激，急速輸液やアトロピン投与で直ちに対応する。術前の輸液，患者への声掛け，および十分な局所麻酔が予防策として重要である。

　低血圧・徐脈が遷延する場合，後腹膜出血を鑑別する必要があり，血算を測定し必要時には術を中止する。経カテーテル的動脈塞栓術が有効との報告もある。

▶ 対策 ❷　肺静脈隔離中の徐脈

1 手技中に電気ショックを行う場合

術前に洞不全症候群が確認されている症例はもちろん，確認されていないが問診で疑われる場合，除細動後のポーズの出現に注意する必要がある（**図2**）。特に持続性心房細動症例では，電気ショック後に洞機能不全が顕在化する症例があり，いつでもペーシングができるよう準備をしておくことが望ましい。

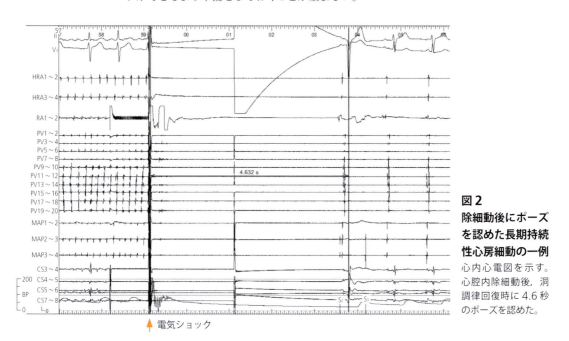

図2 除細動後にポーズを認めた長期持続性心房細動の一例
心内心電図を示す。心腔内除細動後，洞調律回復時に4.6秒のポーズを認めた。

↑電気ショック

2 薬剤（鎮静薬・アデノシン）の影響

アブレーション中の鎮静薬（デクスメデトミジン・プロポフォールなど）の使用に伴い，血圧が低下し・徐脈（主に洞不全）となる場合がある。ペーシングや循環作動薬（イソプロテレノール・エチレフリン）などの使用で血行動態を整えると同時に，後述する重篤な合併症（空気塞栓症・心タンポナーデ）を除外する。

またdormant conductionを評価するために用いる**ATP**は，細胞内へのカルシウム流入を減らし，洞結節の自動能と房室伝導を抑制する。ATP使用の際には心室ペーシングを準備しておく必要がある。

用語解説 ▶ ATP
アデノシン三リン酸（adenosine triphosphate）

3 心臓自律神経叢への通電

左房肺静脈接合部の近傍には交感神経と副交感神経の両者の作用を有するGPが心外膜側に存在する[3]（**図3**）。一部のGPは肺静脈隔離の焼灼ラインと重なり，神経節へ通電効果が及ぶことで，一過性に徐脈をきたすことがある（**図4**）。心室ペーシングを準備したり，硫酸アトロピンを事前に投与したりする工夫が求められる。

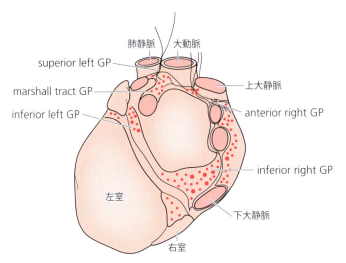

図3 心臓自律神経叢の分布

心臓自律神経節（GP）を表す。GPは細胞体と軸索により構成され，細胞体は左房周囲5箇所の領域に高密度に分布し，肺静脈内に軸索を伸ばしている。
（文献2より引用改変）

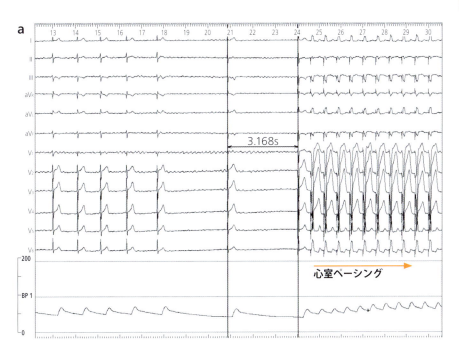

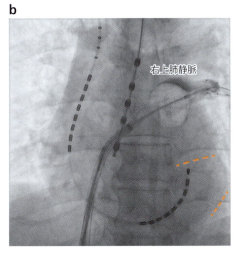

図4 左上肺静脈の冷凍バルーンアブレーション後に徐脈をきたした一例

左上神経叢（left superior GP）に冷却効果が及ぶと，迷走神経が刺激され，徐脈（房室ブロック・洞不全）を認めることがある。
a：12誘導心電図および動脈圧。
b：透視画像。

4 重篤な合併症に伴う徐脈

突然の徐脈（房室ブロック）と血圧低下をきたし，ショックバイタルになることがある．右室に電極カテーテルを挿入し，ペーシングを試みるとともに，蘇生処置（救命薬の投与・胸骨圧迫）を行う．並行して，空気塞栓症・心タンポナーデの発症を直ちに鑑別する．

1 空気塞栓症

空気塞栓症は，左房アプローチ時に最も注意すべき合併症の1つであり，突然の徐脈（房室ブロック）により明らかになることが多い．右冠動脈（**図5**）への塞栓子（空気）の流入により，房室結節が虚血に曝されることがその一因である．突然の徐脈と12誘導心電図上Ⅱ・Ⅲ・aV_F誘導のST上昇が認めた場合（**図6**），直ちに空気塞栓症を疑う．

徐脈やST上昇，胸痛が遷延する場合は冠動脈造影を施行する．塞栓子（空気）の量が少ない場合，造影や生理食塩水のフラッシュで塞栓は解除される．一方，塞栓子の量が多い場合，ワイヤーをクロスし吸引カテーテルを用いたり，小径のバルーンで空気を破砕したりなどの手技を要することもある．血行動態を維持し冠動脈血流・脳血流を保つことが重要である．

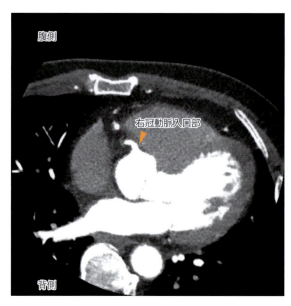

図5　胸部CT画像
右冠動脈はその入口部（▶）がValsalva洞の最も腹側に位置し，仰臥位で最も空気が迷入しやすい動脈である．

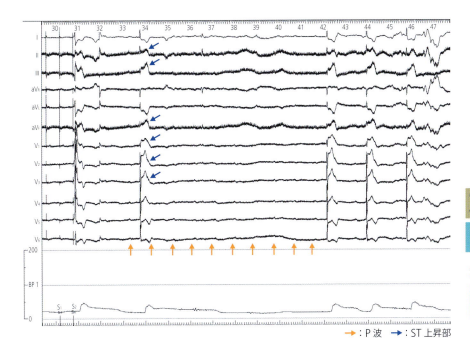

図6　空気塞栓から突然の徐脈（房室ブロック）をきたした症例
左房造影後に徐脈（房室ブロック）・低血圧を生じ，Ⅱ・Ⅲ・aV_F誘導およびV₁，V₂，V₃誘導でST上昇を認めた（→）。空気塞栓を直ちに想起し，救命処置を施行。幸い後遺症なくアブレーションを終えた。患者は睡眠時無呼吸症候群を合併し，吸気時（胸腔内陰圧時）に，シース内に空気が混入したと思われた。

② 心タンポナーデ

　　　慢性の心嚢水貯留では心拍出量低下の代償として頻脈となる一方，急性の心タンポナーデでは徐脈を呈することが知られている。これはタンポナーデによる心膜の伸展が迷走神経反射を刺激することにより生じ，心筋梗塞後の心破裂と同様の機序とされている[4]。対応方法はp.48 Chapter Ⅱ合併症対策編b「心タンポナーデ」を参照のこと。

≫対策 ❸　追加通電を行う場合

❶ 洞結節近傍に通電を加える場合

　　　洞結節は上大静脈右房接合部の側壁心外膜側に三日月状の広がり（横3mm，縦8～21mm）をもって位置する[5]。洞結節への通電を避けるため，洞調律時の最早期興奮部位（洞結節の位置）を明らかにする。3Dマッピングシステムを利用することで，より視覚的に洞結節の位置を明らかにすることができる。上大静脈隔離時には洞調律時の最早期興奮部位を避けて通電を行うことが肝要である。

❷ CFAEアブレーションを行う場合

　　　肺静脈隔離時に房室結節近傍への通電を行うことはない。しかしながら，前中隔（His束近傍）領域のCFAEの焼灼時に房室結節を傷害し，房室ブロックをきたした報告もあり，前中隔領域に通電を施行する際にはそのリスクを念頭に置いておく必要がある。

≫対策 ❹　手技後も徐脈が問題となる場合

　手技終了後も徐脈が遷延する場合，一時的ペーシングを留置し帰室する．鎮静が徐脈の一因である場合もあり，当初ペースメーカを要しても，後日不要となることも多い．一時的であれば循環作動薬（ドパミン，イソプロテレノールなど）の投与を考慮する．ただし催不整脈作用があるため，長期的な使用は控えたほうがよい．

　また，アブレーション後の急性期再発時に，Rubenstein Ⅲ型の洞不全症候群を頻回に認める症例がある．遠隔期に発作が消失する症例，洞機能が改善する症例もあり（**図7**）[6]，一時的ペースメーカを留置し，炎症が治まるまで待つことも選択肢として考える．術後3〜4週間を経ても徐脈が問題となる場合，恒久的ペースメーカ留置を考慮する．

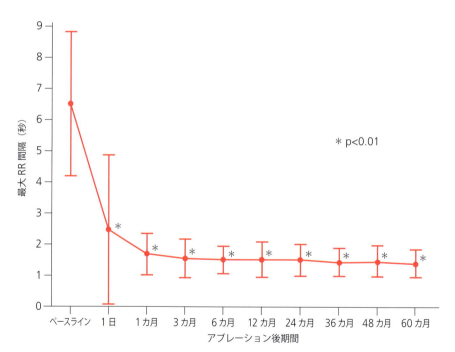

図7　徐脈頻脈症候群に対する心房細動アブレーション後の最大RR間隔の推移
（文献6より引用改変）

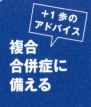
複合合併症に備える

異常をいかに早く察知できるか

すべての症例で，拡大肺静脈隔離中に心拍数変動（徐脈・頻脈）を認める．焼灼に伴いその反応が生じる部位はおよそ特定されており，先述したGP近傍とされる[7]（図8）．同領域を焼灼していないにもかかわらず，徐脈・頻脈を生じた場合，直ちに異常を察知できるかどうかが，合併症を最小限に留められるかどうかの分かれ目になる．日ごろから手技中の心拍数変化に意識を向けておくことが重要である．

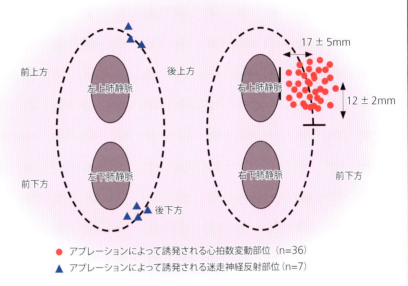

図8 拡大肺静脈隔離中に心拍数変動が認められる部位
（文献7より引用改変）

文献

1) Sunaga A, Masuda M, Kanda T, et al：A low fibrillatory wave amplitude predicts sinus node dysfunction after catheter ablation in patients with persistent atrial fibrillation. J Interv Card Electrophysiol 43：253-261, 2015.
2) Landau C, Lange RA, Glamann DB, et al：Vasovagal reactions in the cardiac catheterization laboratory. Am J Cardiol 73：95-97, 1994.
3) Armour JA, Murphy DA, Yuan BX, et al：Gross and microscopic anatomy of the human intrinsic cardiac nervous system. Anat Rec 247：289−298, 1997.
4) Friedman HS, Gomes JA, Tardio AR, Haft JI：The electrocardiographic features of acute cardiac tamponade. Circulation 50：260-265, 1974.
5) Chandler N, Aslanidi O, Buckley D, et al：Computer three-dimensional anatomical reconstruction of the human sinus node and a novel paranodal area. Anat Rec 294：970-979, 2011.
6) Inada K, Yamane T, Tokutake K, et al：The role of successful catheter ablation in patients with paroxysmal atrial fibrillation and prolonged sinus pauses: outcome during a 5-year follow-up. Europace 16：208-213, 2014.
7) Ketels S, Houben R, Van Beeumen K, et al：Incidence, timing, and characteristics of acute changes in heart rate during ongoing circumferential pulmonary vein isolation. Europace 10：1406-1414. 2008.

chapter II 1 | 心房細動アブレーション

合併症対策 j 心房中隔内へのカテーテルの迷入

東京慈恵会医科大学葛飾医療センター循環器内科　松尾征一郎

- **対策 0** P.97　適切な心房中隔穿刺
- **対策 1** P.97　発生の認知
- **対策 2-1** P.97　左前斜位での確認
- **対策 2-2** P.98　左側臥位での確認
- **対策 3-1** P.98　カテーテル深達度が浅い
- **対策 3-2** P.98　カテーテル深達度が深い
- **対策 4-1** P.99　左房からの漏れなし→アブレーション継続
- **対策 4-2** P.99　左房からの漏れあり→アブレーション中止　抗凝固中和
- **対策 4-3** P.99　中隔造影のみ→アブレーション継続
- **対策 4-4** P.99　左房からの漏れあり→アブレーション中止　抗凝固中和
- P.10〜13　chapter I へ
- P.10〜13　chapter I へ
- **対策 5-1** P.99　心タンポナーデなし→血圧モニタリング
- **対策 5-2** P.99　心タンポナーデあり→心囊ドレナージ　血圧モニタリング

発生原因

❶ 右房から左房へのアブレーションカテーテル挿入時

≫対策 0　適切な心房中隔穿刺

　心房中隔穿刺は心房細動アブレーションの基本手技の1つである。現在は，心内エコーを用いることができるため，正確な位置での中隔穿刺が比較的安全に可能となっている。誤穿刺の予防や左房への正確な穿刺を行うためにも心内エコー下での中隔穿刺が好ましい。

≫対策 1　発生の認知

　心房中隔内へのカテーテル（主にアブレーションカテーテル）の迷入は，心房中隔穿刺後に複数のシースおよびカテーテル挿入する際に発生しやすい。通常，穿刺孔から左房へカテーテルが正確に挿入された場合は，カテーテルは心房内を自由に動くことが可能である。しかしながら，心房中隔内に迷入した場合は限られたカテーテル動作しか行えない。すなわち，カテーテルを曲げているのに曲がらないといったことが起こるのである。本来自由に動くはずのカテーテルが思ったように動かない場合は，心房中隔内へのカテーテル迷入を考えなくてはいけない。心房中隔内へのカテーテル迷入はあまり抵抗を感じないことが多いことも忘れてはならず，いかなるときも注意が必要である。

≫対策 2 -1　左前斜位での確認

　心房中隔内へのカテーテル迷入を疑ったのちには，即座にカテーテルを動かすことをやめる。特にカテーテルをさらに進めるのは心タンポナーデにつながることもあり，非常に危険である。透視上で左前斜位からカテーテル位置を確認するとわかりやすい。左前斜位にてカテーテルが前方に位置している場合（図1）は心房中隔内迷入の危険がある。

a：正面像

b：左前斜位像

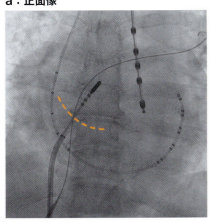 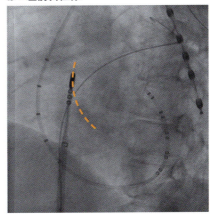

図1
中隔（---）に迷入したアブレーションカテーテルの正面像と左前斜位像

》対策 2-2　左側臥位での確認

カテーテルの向きが左前斜位でもはっきりしない場合は，左側臥位（仰臥位［正面］から90°方向）からカテーテルの位置を確認するとわかりやすいことがある(**図2**)。

》対策 2-1 でも同様であるが，左房へ正確に挿入されているワイヤー，シースもしくはカテーテルは，通常，後方に向いているため，それと比較するとより正確に判断可能である。

a：正面像　　　　　　　　b：側臥位像

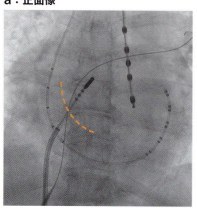 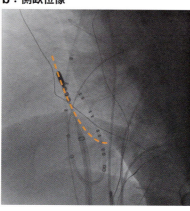

図2　中隔（---）に迷入したアブレーションカテーテルの正面像と側臥位像

》対策 3-1　カテーテル深達度が浅い

カテーテルの深達度がさほど深くなく，心陰影からまったく外れていなければ心タンポナーデの危険性はそれほど高くはならないが，念のため左房造影を行い，漏れがないか確認する。心外への造影剤の漏れがなくても，心房中隔の前方に造影がたまり，中隔内への迷入が確認できることもあるので，注意して確認を行う(**図3**)。

a：正面像　　　　　　　　b：左前斜位像

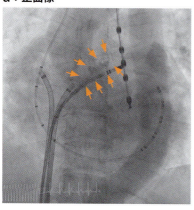 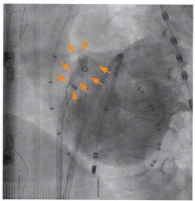

図3　左房造影にて造影された心房中隔
→ は心房中隔を示す。

》対策 3-2　カテーテル深達度が深い

カテーテル深達度が深い場合や(**図4a**)，すでにシースまで心房中隔内に迷入してしまっている場合は，シースから少量の造影剤を用いた確認を行う。

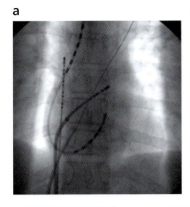
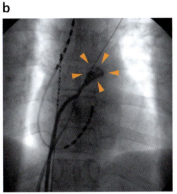

図4 心房中隔の直接造影所見
a：深く迷入したアブレーションカテーテル。
b：シースから造影された心房中隔（▶）。
（横浜市立みなと赤十字病院　山内康照先生提供）

≫対策 4-1　左房からの漏れなし

　心外膜に造影剤が移行しない場合は，そのままアブレーションを継続するが，術中の血行動態の変化（血圧の低下や頻脈など）や心陰影の動きにより注意を払う。心房細動アブレーション中は，ACTを300以上に保つことが多いため，後に出血をきたす可能性も考えながらの施術が望ましい。また，カテーテルの左房への再挿入時はカテーテルが自由に動くことを注意深く確認しながら行う。

用語解説▶ ACT
活性化全血凝固時間（activated clotting time）

≫対策 4-2　左房からの漏れあり

　左房から心外膜腔へ造影剤が漏れ出る所見が認められた場合は，即座にアブレーションを中止し，抗凝固療法（ヘパリン）の中和を行う。そして心タンポナーデを発症していないか確認をする。

≫対策 4-3　中隔造影のみ

　シースからの造影にて中隔のみが造影され心外膜への漏れがない場合（**図4b**）は，その後の心外膜への出血に注意しながらアブレーションを継続する。

≫対策 4-4　左房からの漏れあり

　シースからの造影剤が心外膜へ漏れ出ている所見が確認できた場合は，即座にアブレーションを中止し，抗凝固療法（ヘパリン）の中和を行う。そして心タンポナーデを発症していないか確認をする。

≫対策 5-1　心タンポナーデなし

　心タンポナーデをきたしていない場合は，可能であれば集中治療室に帰室し，翌日までは血行動態をモニタリングする。

≫対策 5-2　心タンポナーデあり

　心タンポナーデをきたし血圧が低下した際には，心嚢ドレナージを行う。止血が得られた場合は，集中治療室に帰室とし，動脈圧ラインを確保し持続的にモニタリングする。出血のコントロールがつかない場合は，外科的止血術を考慮する。

chapter II 1 心房細動アブレーション

a 肺静脈隔離困難
治療困難な症例

東京慈恵会医科大学循環器内科　**山下省吾**

- **対策 0-1 P.101** 術前に造影心臓CTを施行
- **対策 0-2 P.102** 円周状マッピングカテーテルを肺静脈前庭部に留置
- **対策 1 P.103** 電位指標肺静脈隔離術

肺静脈隔離困難

- **対策 2 P.103** 洞調律下での肺静脈隔離
- **対策 3-1 P.104** 肺静脈電位の判別
- **対策 3-2 P.108** 円周上マッピングカテーテルの位置変更，高密度マッピングによるGAP同定
- **対策 3-3 P.108** 適切な焼灼ができているか，食道温の上昇

発生原因	❶ 心房細動中の隔離 ❷ 肺静脈電位の誤った識別 ❸ 不適切な円周状マッピングカテーテルの留置 ❹ 過剰な焼灼による組織の浮腫化 ❺ 適切な焼灼ができていない

≫対策 ❶-1　術前に造影心臓 CT を施行

術前に肺静脈の形態をしっかり確認しておくことが重要である。肺静脈径のサイズ，肺静脈の形態（共通管や中間枝など）を事前に把握しておくことは肺静脈隔離術を行ううえで重要な情報となる（**図1a，図2**）。

a：術前造影 CT

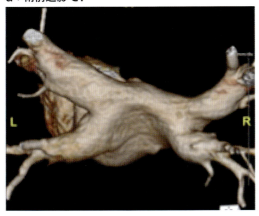 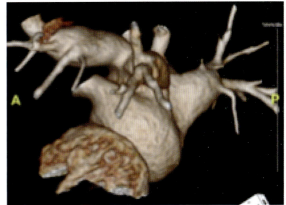

b：術中透視

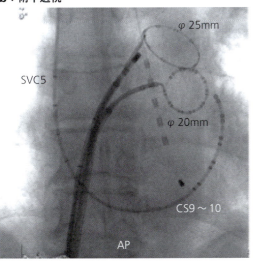 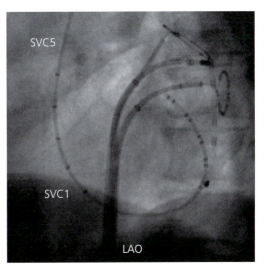

図1 肺静脈前庭部に留置された円周状マッピングカテーテルおよび電位指標肺静脈隔離術
（つづく）

c：肺静脈隔離術（左上肺静脈）

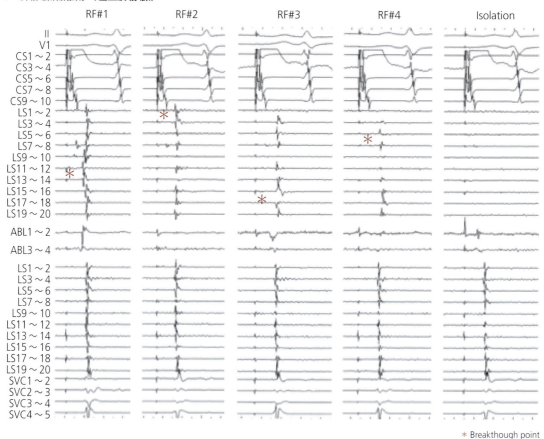

図1 肺静脈前庭部に留置された円周状マッピングカテーテルおよび電位指標肺静脈隔離術

左上肺静脈隔離術。CS遠位部からのペーシング下で肺静脈電位の最早期興奮部位（＊）を標的としてpoint-by-pointアブレーションを施行すると，肺静脈電位の伝導様式および最早期興奮部位が変化する。最早期の焼灼を繰り返すことで本症例は4回の通電後に左肺静脈隔離に成功した。
ABL：アブレーション，AP：前後位，CS：冠静脈洞，LS：左上肺静脈，LAO：左前斜位，LI：左下肺静脈，RF：高周波，SVC：上大静脈

≫対策 ❶-2 円周状マッピングカテーテルを肺静脈前庭部に留置

　肺静脈隔離を行う際に，当院では個別隔離を行っており[1]，円周状マッピングカテーテルガイドに焼灼を行うため，マッピングカテーテルを前庭部へ正しく留置することが必須となる（**図1b，2**）。円周状カテーテルのサイズは術前CTの情報および術中の肺静脈造影から決定し，できるだけ前庭部に肺静脈に対して同軸になるように留置する。多くの症例では上肺静脈に対して直径25mm，下肺静脈に対しては直径20mmの円周状マッピングカテーテルを選択するが，共通管を含めサイズのさらに大きい肺静脈に対しては直径30～32.5mmを選択することもある（**図2b**）。

a：通常形態

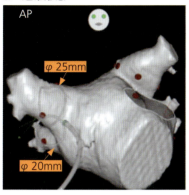
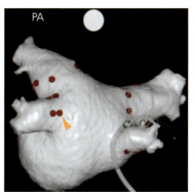
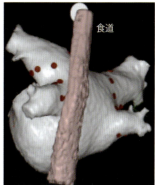

b：左共通幹

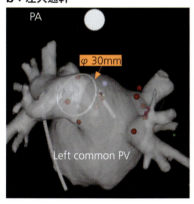
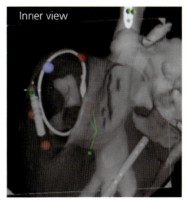

図2　円周状マッピングカテーテルと焼灼部位
a：通常肺静脈形態では上肺静脈に25mm径，下肺静脈に20mm径の円周状マッピングカテーテルを使用することが多い．同マッピングカテーテルガイドに各肺静脈の前庭部で焼灼を行う．同症例では左下肺静脈が食道の直上にあり，▶のアブレーションポイントでは食道温の上昇が著明であったため，やや遠位側で隔離することで食道損傷を回避できた．
b：左共通幹に対して30mm径の円周状マッピングカテーテルを用いることで前庭部への留置が可能となった．
AP：前後位，PA：後前位

≫対策 1　電位指標肺静脈隔離術

円周上マッピングカテーテルで記録される電位を指標として行う個別肺静脈隔離術のコンセプトは，左房－肺静脈間の心筋ファイバーをpoint-by-pointで焼灼することであり，標的となる焼灼部位は左房から肺静脈への伝導における最早期興奮部位である[1]．すべてのファイバーを焼灼した時点で隔離が完成する（**図1c**）．

≫対策 2　洞調律下での肺静脈隔離

心房細動中の興奮順序や電位波高は変化するため，左房－肺静脈間の心筋ファイバーの同定に苦渋することがある．その際には，電気的除細動により洞調律化することで肺静脈電位が明瞭化し，隔離が容易となる（**図3a，b**）．なお，隔離に難渋した際に1つの肺静脈隔離に固執していると無効な焼灼を重ねることで組織の浮腫を引き起こし，さ

らに隔離が困難となることがある。隔離に難渋した際には同肺静脈の隔離をいったん止め，ほかの肺静脈隔離を行ってみることも大切である。

》対策 3-1 肺静脈電位の判別

　肺静脈の電位が消失したか否かを判定する際に，far field電位を除外しなければならない。もし，far field電位を肺静脈電位と考えた場合，隔離に難渋することとなる。特に，左上肺静脈における左心耳のfar field電位，右上肺静脈における上大静脈のfar field電位が肺静脈電位との鑑別に苦渋することがあり，同far field電位を区別するために，左

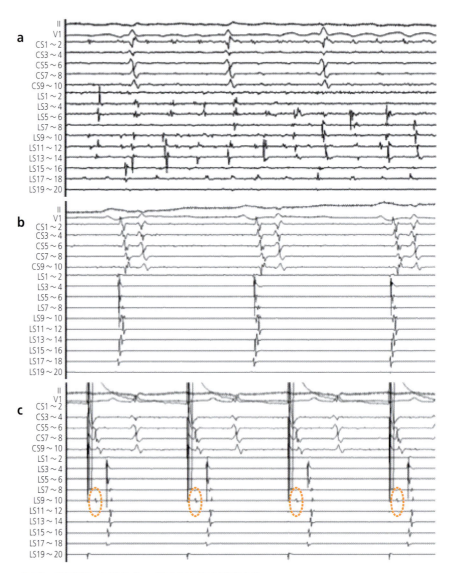

図3　肺静脈におけるfar field電位の鑑別方法
a：心房細動中の左上肺静脈電位。肺静脈興奮は不規則であり伝導様式もbeat-to-beatで変化しておりbreakthrough pointの判定が困難である。
b：電気的除細動後の左上肺静脈電位。肺静脈興奮は一様であり最早期興奮部位を同定することが容易となった。
c：冠静脈洞遠位部からのペーシング。左心耳に近い部位からペーシングすることで左心耳のfar field電位を分離することができる（○内）。

（つづく）

用語解説 ▶ CS
冠静脈洞
(coronary sinus)

心耳（CS遠位部）ペーシングおよび上大静脈ペーシングが有用である（**図3a**）。また，exit block確認の際に左上肺静脈の前壁（左心耳側）や右上肺静脈の前壁（上大静脈側）において左房ではなく左心耳もしくは上大静脈を捕捉することで，一見左房を捕捉して

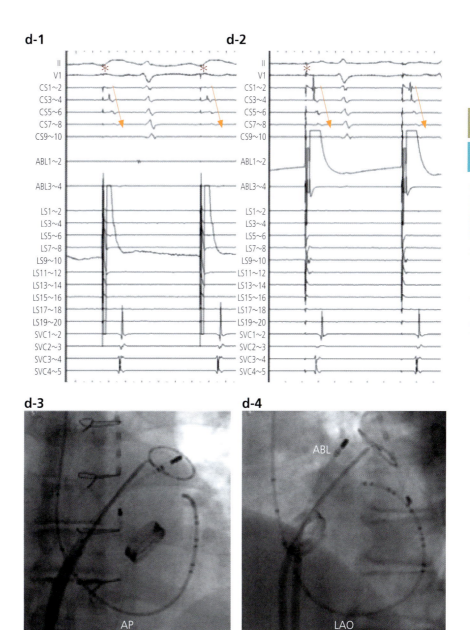

d：左上肺静脈隔離後，肺静脈内からのペーシングを行いexit blockを確認する際に，前壁側のペーシング（LS9～10）時左房を捕捉しているようにみえるが（**d-3**），左心耳に留置されたアブレーションカテーテルからペーシングを行うと同じカップリングでかつ同じ冠静脈洞の伝導様式を呈している（＊：ペーシングによるアーチファクト，→：冠静脈洞内の興奮は遠位から近位）ことからLS9～10でのペーシングは左心耳を捕捉していると考えられる（**d-4**）。
ABL：アブレーション，AP：前後位，CS：冠静脈洞，LS：左上肺静脈，LAO：左前斜位，LI：左下肺静脈，RF：高周波，SVC：上大静脈

いるようにみえることがあるが，その際にも左心耳および上大静脈からペーシングしてみることで左房を直接捕捉していないことが確認できる（**図3b**）。このような状況では肺静脈はすでに隔離されているため，これ以上の焼灼は必要としない（**図4**）。

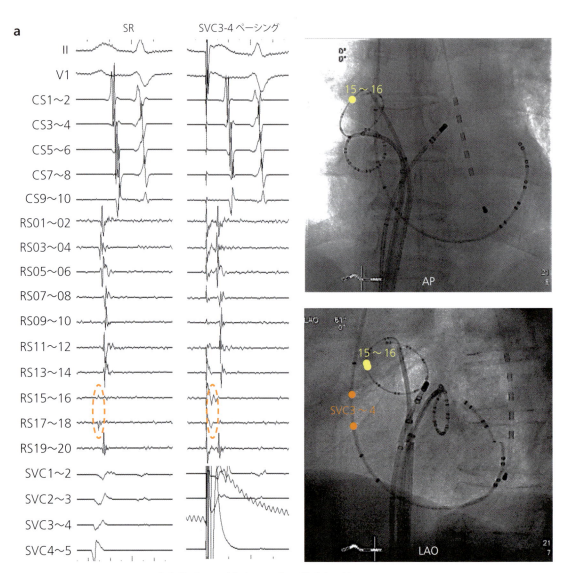

図4　上大静脈および左心耳の far field 電位

a：SVC と右上肺静脈前壁は近接しており，上大静脈の far field 電位と肺静脈電位の鑑別が困難なことがある。そのような際には，SVC からペーシングをすることで，SVC 電位を区別することが可能となる（枠内）。SR 中に認めた電位は SVC の far field 電位であり肺静脈隔離の際に同電位の消失は必要としない。
AP：前後，LAO：左前斜位。

（つづく）

用語解説　SVC
上大静脈
（superior vena cava）

用語解説　SR
洞調律
（sinus rhythm）

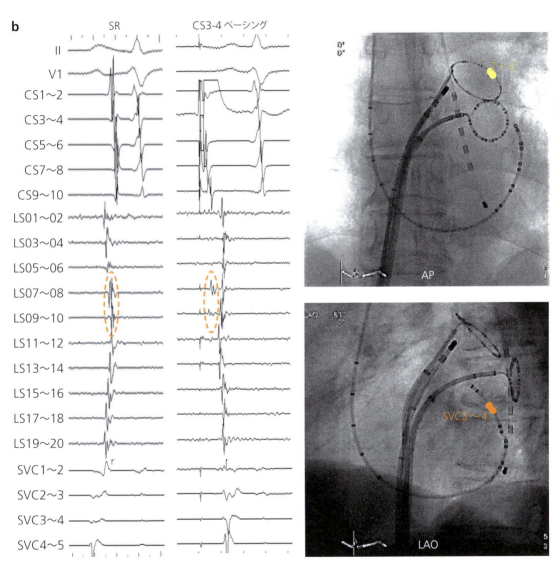

b：同様に左上肺静脈の前壁は左心耳に近接しているため，左心耳のfar field電位と肺静脈電位の鑑別には注意が必要である．左心耳もしくは左心耳付近に位置する冠静脈洞遠位部からペーシングすることで，左心耳のfar field電位を分離することができる（⚪︎⚪︎枠内）．

≫対策 3-2　円周上マッピングカテーテルの位置変更，高密度マッピングによるGAP同定

≫対策 0-2 で述べたように，肺静脈前庭部に円周状マッピングカテーテルを留置することが重要であるが，解剖学的に肺静脈と同軸に留置できないこともある。また，隔離に難渋する症例では，コンタクトの問題から円周上にあるすべての電極で肺静脈電位が記録できていないことがしばしばあり，至適通電部位を見落としている可能性があるため，そのような際には円周状マッピングカテーテルの当て方を変えることで本来の至適通電部位を明らかにすることができる。そのほか，左房－肺静脈間のGAP同定困難症例や，解剖学的拡大肺静脈隔離法におけるGAP同定の際に，近年日本にも導入された高密度マッピングカテーテル（Orion™）を用いることで，activation mapからGAP部位を詳細に視覚化することが可能となり隔離に有用である（**図5**）。

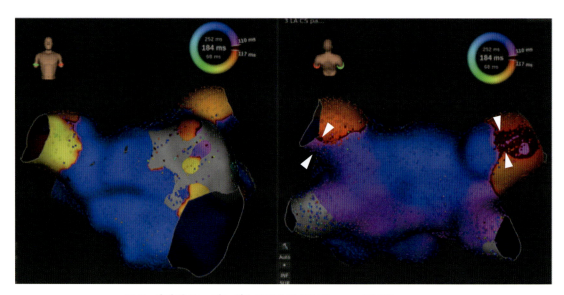

図5　高密度マッピングシステムを用いたgapの同定
Rhythmia™システムにおいて，ミニバスケットマッピングカテーテル（Orion™）を用いた洞調律中のactivation mapを作成すると，右肺静脈後壁上方および左上肺静脈下壁にそれぞれGAPを認め（▷），同部位の焼灼により肺静脈隔離に成功した。

≫対策 3-3　適切な焼灼ができているか，食道温の上昇

最も基本的なことではあるが，至適部位で通電を行っても十分に焼灼がなされなければ隔離はできない。円周状マッピングカテーテルガイドに隔離術を施行する場合は，有効通電がなされれば円周状マッピング電極の興奮順序が変化するため（**図1c**），その評価が可能であるが，解剖学的アプローチの場合には焼灼効果の評価が困難なことがありうる。近年コンタクトフォースを測定できる時代となり，3Dマッピングシステム（CARTO3™，Visitag™）を併用することで，より正確な解剖学的アプローチ，そして十分な焼灼がなされているか確認することが可能となった[2]。これらのモダリティを用いることで，より高い確率で肺静脈隔離を遂行することができる。一方で，左肺静脈前

庭部はしばしば食道直上に位置しており，食道損傷リスクから後壁側の焼灼が困難となり隔離ができないことがある．このような症例においては，食道温モニターを使用しつつ，やや遠位部側（もしくは，より近位部側）で隔離を行うことを検討する必要がある（**図2a**）．

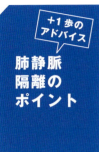

必要な箇所に，十分な焼灼を

肺静脈隔離の際に重要なポイントは，焼灼すべきポイント（breakthrough site）に十分な焼灼（完璧性病巣）を施すことである．円周状マッピングカテーテルガイドの前庭部隔離においては，正確な電気的情報を得ることが最も重要となり，無駄な焼灼を防ぐことができる．一方，解剖学的隔離においては，不十分な焼灼部位の存在が隔離困難の原因となり，その際にはGAP同定に苦渋することにもなるため，3Dマッピングシステムを最大限に生かした隔離術が重要になると思われる．

文献

1) Yamane T, Date T, Kanzaki Y, et al：Segmental pulmonary vein antrum isolation using the "large-size" lasso catheter in patients with atrial fibrillation. Circ J 71：753-760, 2007.
2) Okumura Y, Watanabe I, Iso K, et al：Clinical utility of automated ablation lesion tagging based on catheter stability information (VisiTag Module of the CARTO 3 System) with contact force-time integral during pulmonary vein isolation for atrial fibrillation. J Interv Card Electrophysiol. 2016 Jun 9. [Epub ahead of print]

chapter II 1 心房細動アブレーション

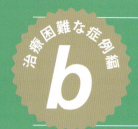

b ブロックライン未完成

東京慈恵会医科大学葛飾医療センター循環器内科　松尾征一郎

- 対策 **0** P.111　適切な症例選択
- 対策 **1** P.111　正確なブロックラインの評価
- 対策 **2** P.113　ブロックライン未完成
- 対策 **3** P.113　ライン上 GAP の確認
- 対策 **4** P.114　可変式シースへの変更
- 対策 **5**-1 P.114　心外膜マッピング
- 対策 **5**-2 P.115　high-density マッピング

| 発生原因 | ❶ 不適切な焼灼部位選択
❷ 困難なカテーテル操作
❸ 心外膜側の伝導残存 |

≫対策 ⓪　適切な症例選択

用語解説 ▶ roof line
左房天蓋部線状焼灼
(roof line ablation)

用語解説 ▶
mitral isthmus line
僧帽弁峡部線状焼灼術
(mitral isthmus ablation)

　心房細動アブレーションにおける線状焼灼術の主なものとして，左右肺静脈間にブロックラインを作製するroof lineと，左下肺静脈と僧帽弁輪との間にブロックラインを作製するmitral isthmus lineの2つが挙げられる。Roof lineとmitral isthmus lineに分けて解説する。まず，roof lineでは左房天蓋部が平坦に近いほど（**図1a**）ブロックが完成しやすい。すなわちV字型に近い形状をしている場合は（**図1b**），ブロックを作製するのに難渋することが多く，そのような症例では，左房天蓋部を介した心房頻拍があるなど，必要な状況でなければ避けることも1つの選択である。また，mitral isthmus lineはもともと難渋することが多いともいわれる線状焼灼術である。心房のなかで最も遠い部位にあたるため，カテーテルの安定した操作も難しくなる。そのため，巨大な左房で線状焼灼部位の長さが長くなる症例や，後述するが冠状静脈の形状もブロックライン完成の鍵となることもあり，左大静脈遺残症例などでは避けたほうが賢明である。

a
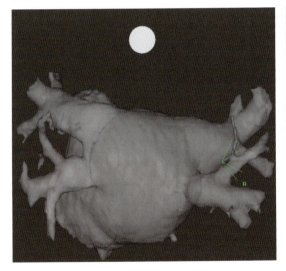

b
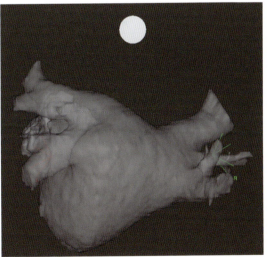

図1　さまざまな形状の左房天蓋部
a：平坦な形状をしている天蓋部。　b：V字型天蓋部。

≫対策 ❶　正確なブロックラインの評価

　ブロックラインの評価は，ブロックラインにできるだけ近いところでペーシングした際に，その反対側のブロックラインにできるだけ近い部位が最終興奮部位であることを確

認することで行う。すなわちroof lineにおいては左心耳ペーシング下で左房後壁が，下から上へ向かって興奮していることを確認し（**図2**），mitral isthmus lineでは冠状静脈カテーテルを用いて，ブロックラインの側壁側でペーシングした際に，ブロックラインの反対側である中隔側が最後に興奮することが確認されることでブロック完成とする（**図3**）。

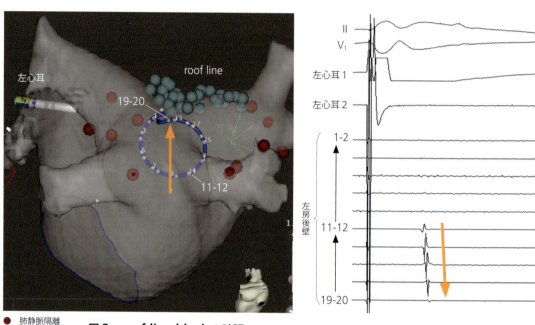

図2　roof line blockの確認
左心耳ペーシング中に後壁が下から上方向へ興奮していることを確認することでブロックラインの確認を行う。

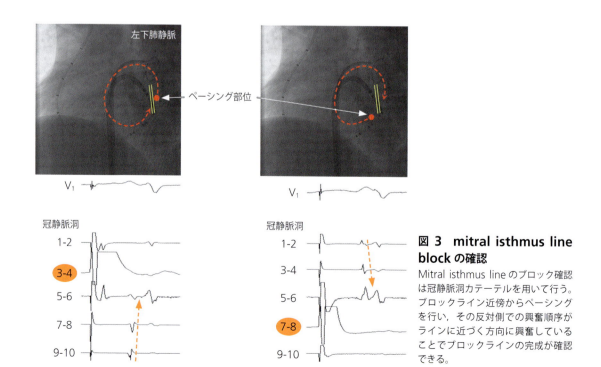

図3　mitral isthmus line blockの確認
Mitral isthmus lineのブロック確認は冠静脈洞カテーテルを用いて行う。ブロックライン近傍からペーシングを行い，その反対側での興奮順序がラインに近づく方向に興奮していることでブロックラインの完成が確認できる。

≫対策 2　ブロックライン未完成

未完成のブロックラインが確認された場合は，焼灼線上をアブレーションカテーテルでマッピングする。このマッピングはブロックラインの確認をする際と同様の条件で行うことが好ましい。つまり roof line であれば左心耳ペーシング，mitral isthmus line であれば冠状静脈カテーテルからペーシングしている最中にマッピングを施行する。

≫対策 3　ライン上 GAP の確認

ブロックラインが未完成ということは，ブロックライン上に伝導する場所が残存していることを示しており，これを GAP とよぶ。GAP 上ではペーシング中にライン上で近接する 2 つの電位，もしくは連続する電位を確認することができるため注意深くマッピングカテーテルを用いて GAP の探索を行う（**図4**）。

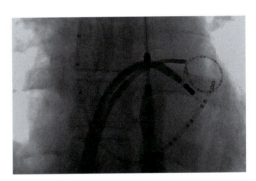

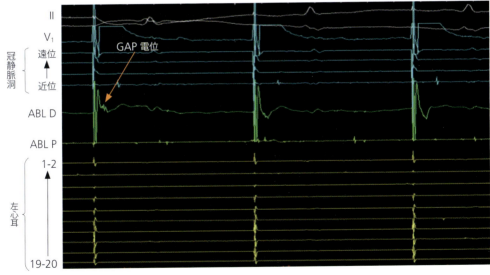

図4　アブレーションカテーテルで記録された GAP 電位

対策 4　可変式シースへの変更

　GAPが確認しづらい，もしくは通電してもブロックが完成しない場合はアブレーションカテーテルに用いているシースを可変式シースに変更すると有効であることがある。特に，mitral isthmus line上のGAP通電には，アブレーションカテーテルの安定性および焼灼部位へのコンタクト力の増強が得られるため可変式シースの使用がブロックライン完成を容易にすることが多い。

対策 5-1　心外膜マッピング

　Mitral isthmus lineが心内側の通電で完成が困難な場合には，心外膜側のマッピングを行う（**図5**）。冠状静脈洞内にアブレーションカテーテルを挿入し，ブロックライン付近を中心にマッピングを行う。この際，連続電位などのGAP様電位がとらえられないことも多いが，ライン付近で心房電位が記録できる部位での通電を行うことにより，ブロックラインの完成が得られることがある。冠状静脈洞内の通電は最大でも25ワットとし，アブレーションカテーテルの抵抗値が高い場合には20ワットに落として通電し，心タンポナーデのリスクを極力回避することに注意する。

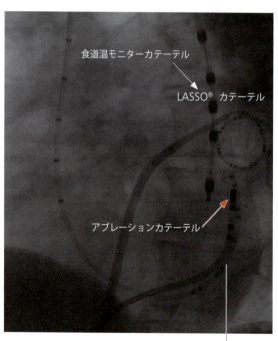

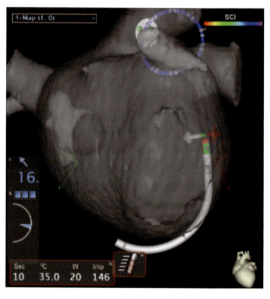

図5　冠静脈洞内マッピング
冠静脈洞内にアブレーションカテーテルを挿入し，心外膜側の心房電位が記録される部位にて通電を行う。

対策 5-2 high-density マッピング

　基本的なブロックラインの確認において，未完成もしくはその完成が疑わしい場合は，さらに詳細なマッピングを行う。現在，3Dマッピングシステムでは多点マッピングが可能となり数百～数千ポイントのマッピングが数分で可能となっている。多点マッピングは，20極のリング状カテーテル，ダブルループリング状カテーテルそして5枝状ペンタレイカテーテルなどを用いて行うことが多い。アブレーションカテーテルはどうしてもマッピングも通電チップで行うため3.5mmの大きさになってしまうが，これらの多点マッピングカテーテルは1mmの電極が用いられており，1つ1つの電位の精度も高く，GAP電位を補足するには有利である。多点マッピングにより，伝導残存部位をよりはっきり同定することが可能となる（**図6**）。

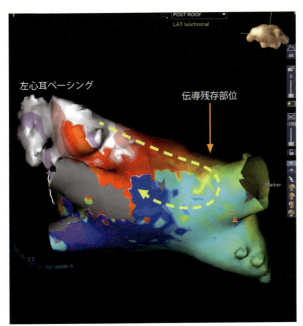

図6　多点マッピング
多点マッピングにより同定された伝導残存部位（→）。

chapter II   1 | 心房細動アブレーション

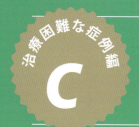

C non-PV 起源の同定困難

桜橋渡辺病院心臓血管センター不整脈科　田中耕史，井上耕一

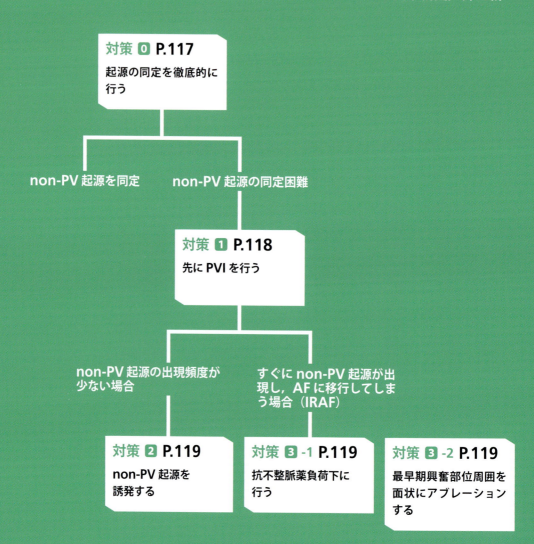

発生原因	❶ non-PV起源の出現頻度が少ない ❷ 複数の起源から不規則に出現する ❸ 出現するたびに心房細動に移行してしまう ❹ カテコラミン（イソプロテレノールなど）負荷時にのみ出現する	用語解説 ▶ PV 肺静脈 (pulmonary vein)

≫対策 ❶　起源の同定を徹底的に行う

❶ 肺静脈起源ではないことを確認する

non-PV起源を同定するために，まずはそれがPV起源であることを除外しておかなければならない．リング状カテーテルをPVに留置し，心房細動を引き起こすトリガーがPV起源ではないこと確認する[1]．

❷ 上大静脈が起源かを調べる

PV起源を除外することができれば，次に診断および治療が比較的容易である上大静脈起源でないかを検証する．上大静脈に電極カテーテルを留置して心房細動出現時の電位の早期性を確認する．

❸ 心内心電図でおおまかにマッピングする

上大静脈起源が除外されれば，まず両心房全体においておおまかな当たりをつけ，だんだんと領域を狭めていって，最終的にターゲットを絞る．

このとき，使える情報は総動員し，12誘導心電図でもしP波がみえるなら，P波の極性でその起源を推定しておくと参考になる．例えば，Ⅰ, aV_L誘導で陽性ならば右房，陰性ならば左房起源を疑う．またV_1誘導で陽性ならば左房，陰性ならば右房起源．下壁誘導で陽性ならば天井（superior）側，陰性ならば下壁（inferior）側に起源があると推定する．続いて心内心電図で両心房内でおおまかなマッピングを行う．電極カテーテル配置の一例を図1に示す．20極電極カテーテルを上大静脈・右房から冠静脈洞にかけて留置し，さらに別の20極電極カテーテルを右房三尖弁輪に沿うように留置している．20極スパイラルカテーテルを左心耳に留置し，マッピングカテーテルは心房中隔に置いた状態でマッピングを開始する．右房起源なのか左房起源なのか，左房起源の場合にさらに右側か左側か，前壁か後壁か，天井側か下壁の起源なのかを，適宜カテーテルを移動させながら絞りこんでいく．

❹ 3Dマッピングシステムで詳細にマッピングする

おおまかな部位がわかれば，3Dマッピングシステムを用いて詳細にマッピングを行い，non-PV起源の同定ができればアブレーションを行う．

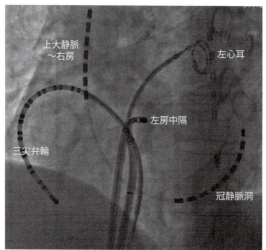
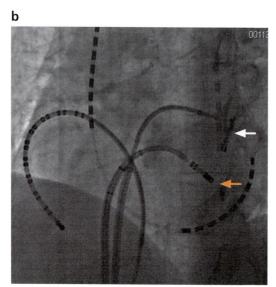

図1 non-PV起源マッピング中の電極カテーテルの配置

aのカテーテル配置でマッピングを開始した。左房の左側に早期性を認め，適宜スパイラルカテーテル（⇨）とマッピングカテーテル（→）を移動させて起源の場所を絞り込んだ（b）。

≫対策 ❶　non-PV起源の同定が困難な場合，まずは肺静脈隔離を行う

用語解説 ATP
アデノシン三リン酸
(adenosine triphosphate)

用語解説 AF
心房細動
(atrial fibrillation)

用語解説 PVI
肺静脈隔離
(pulmonary vein isolation)

用語解説 IRAF
immediate recurrence of AF

　後述するように，non-PV起源の出現頻度が少ない場合，イソプロテレノールを持続静注するか，ATP急速静注，あるいは心房高頻度ペーシングによって誘発を行うが，その際，PVからAFが誘発されることがまれではない。そのため，まずはPVIを完成させておくことが重要である。また，除細動してもすぐにnon-PV起源が出現しAFに移行してしまう場合（IRAF）においてもPVIをすることでIRAFの状態から脱し，non-PV起源からAFが引き起こされるもすぐに停止するようになって，マッピングが簡単に行えるようになることも経験する（**図2**）。

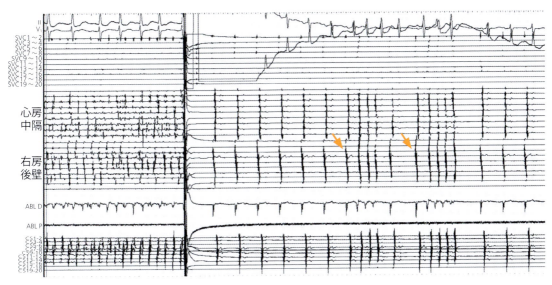

図2　PVIが有効であった右房起源トリガーに対するカテーテルアブレーション
PVI施行前は電気的除細動を行っても右房起源のPACからすぐにAFに移行してしまうため，マッピングは困難であった。図はPVI後に行った電気的除細動で右房起源のトリガーPAC（→）が散発している様子。PVI後も右房起源PACからAFに移行はするもののすぐに停止するようになり，トリガーPACに対するマッピングは容易になった。

用語解説　PAC
心房期外収縮（premature atrial contraction）

≫対策 2　non-PV起源を誘発する

non-PV起源の頻度が少ない場合には誘発を行う。具体的にはイソプロテレノールを持続静注するか，ATP急速静注あるいは心房高頻度ペーシングによって誘発を行い，マッピングを行う。AFが誘発されたら電気的除細動を行って洞調律に戻し，また誘発されるのを待つ。≫対策1で述べたように，PVIを行っていない状態で誘発させると，PVからAFが誘発されることもあるため，まずPVIを完成しておくことが重要である。

≫対策 3-1　抗不整脈薬負荷下に行う

電気的除細動を行って洞調律に復帰しても，すぐにAFに移行する場合（IRAF）は，除細動1回につきマッピングが1回しか取得できないため，詳細なマッピングは非常に難しい。その場合，抗不整脈薬を負荷することでIRAFの状態から脱することができ，洞調律下にnon-PV起源のマッピングが可能になることがある[2]。症例を図3に提示する。

≫対策 3-2　最早期興奮部位周囲を面状にアブレーションする

以上の手法を駆使しても困難な場合には，non-PV起源の同定はきわめて難しい。電気的除細動を繰り返すことで，体動のため3Dマップがずれたり，歪みが生じてますますマッピング困難な状況をつくってしまう。ある程度の領域まで絞り込むことができたら，あとはその領域内を面状にアブレーションすることで，non-PV起源の消失を得ることもやむを得ないと思われる（**図4**）。

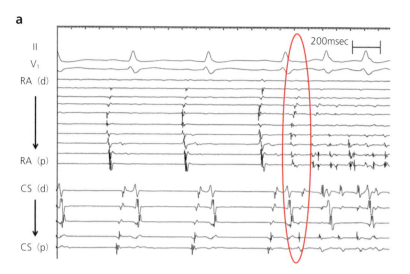

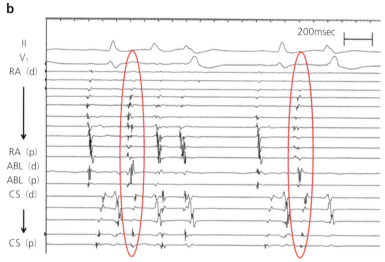

図3
抗不整脈薬ニフェカラントの投薬によりnon-PV起源に対するアブレーションに成功した症例

マッピングを行うため直流除細動を行うも，PACからすぐにAFに移行する（〇印）ためマッピングは困難であった（**a**）。ニフェカラントを投与することでAFに移行させることなくトリガーPAC（〇印）のみが生じるようになり（**b**），マッピングが可能となった。右房側壁の洞結節近傍起源と診断し，同部位に通電を行うことでnon-PV起源は消失し，AFも誘発されなくなった。
（文献2より引用）

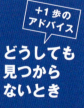

+1歩のアドバイス　どうしても見つからないとき

non-PV起源の同定が困難なときはどうするか

肺静脈隔離ライン内に電位が残存していないか，上大静脈起源ではないか，今一度確認する。non-PV起源のアブレーションといっても，肺静脈をあらかじめ隔離しておくことで後の手技が簡単になる可能性がある。もしnon-PV起源の出現頻度が少ないために同定が難しいのであれば誘発を行う。一方，すぐにnon-PV起源が出現し，AFに移行するような場合には，抗不整脈薬の使用によりマッピングが可能になる場合もある。それでも難しい場合には最早期興奮部位周囲をある領域でもって面状にアブレーションするのもやむを得ないと思われる。

一般的に言って，non-PV起源のアブレーションは難しい。心房内の電位が乏しい症例や，持続期間の長い症例，左房の拡大が著明な症例は，非肺静脈不整脈基質が多く，non-PV起源の可能性が高いため，これらの症例に対するアブレーションは避けることも重要な選択肢である。

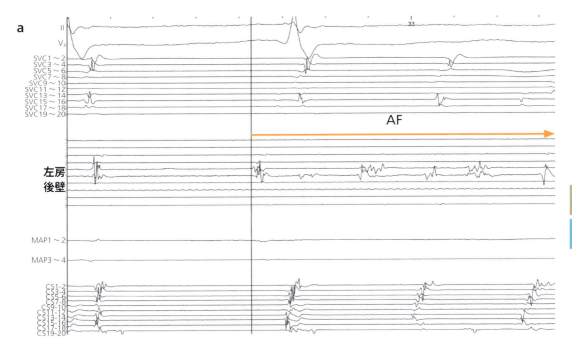

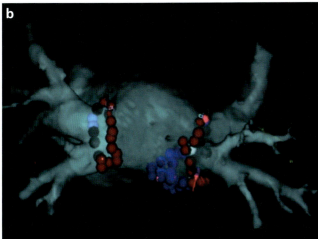

図4
non-PV起源の同定が困難であったため最早期興奮部位周辺に対する面状アブレーションを余儀なくされた症例

直流除細動を行うもPACからすぐにAFに移行するため，その都度，直流除細動を行ったが，non-PV起源の詳細な同定は困難であった．左房右側下後壁に留置したスパイラルカテーテルで認められた早期性の高いトリガーPACからAFに移行した（a）ため，同領域を面状に焼灼したところ，同PACは消失し，AFは誘発されなくなった．bはCARTO®のPA像．赤色のタグは先に施行したPVIの通電箇所，青色のタグがnon-PV fociに対して通電を行った領域．

用語解説 PA像
後前像（posterior-anterior）

文献
1) 井上耕一：Non-PV fociアブレーション．心房細動カテーテルアブレーション（山根禎一，編）．メジカルビュー社，東京，2013，p173-180.
2) Masuda M, Okuyama Y, Mizuno H, et al：The usefulness of nifekalant for activation mapping of premature beat-triggered atrial fibrillation: Suppression of atrial fibrillation initiation without inhibiting premature beat. J Arrhythmia 30：513-514, 2014.

chapter II 2 | 心室頻拍アブレーション

a 心外膜起源への焼灼

杏林大学医学部循環器内科　三輪陽介，副島京子

対策 0　P.124
術前に心外膜起源の可能性を評価する

対策 1　P.124
基礎心疾患による推定

対策 2　P.124
心臓 MRI による画像診断

対策 3　P.125
心電図による推定

対策 4　P.125
心内エコーによる評価

対策 5　P.125
心内膜側からのアブレーションが無効な場合

心窩部より超音波検査

対策 6　P.127
抗凝固療法の中止・中和

心外膜穿刺

対策 7　P.128
心外膜アブレーション

発生原因	❶ 心筋傷害が心筋中層や心外膜側に存在する場合 ❷ 特に拡張型心筋症や肥大型心筋症などの非虚血性心筋症の場合 ❸ 心内膜側からのアブレーションで治療が不成功であった場合

≫ 基礎知識　心外膜側アブレーションが必要な状況を評価する

　心外膜アプローチは，十分な解剖・患者の状態を評価して行えば安全に確実に行うことのできる手技である。しかし，ガイドワイヤー，シースを挿入することで術後の心膜炎から癒着を生じることがあるため，不必要なアクセスは行うべきではない（**図1，2**）。

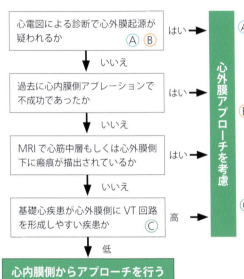

Ⓐ ECG 基準
1. 偽性デルタ > 34msec
2. IDT(V2) > 85msec
3. 最短 QRS > 121msec
4. QRS 幅 > 211msec

Ⓑ ECG 基準 (NICM)
1. Ⅱ，Ⅲ，aVF 誘導で Q 波なし
2. 偽性デルタ ≧ 75msec
3. MDI > 0.59
4. Ⅰ誘導で Q 波あり

Ⓒ 心外膜アプローチの可能性
1. 器質的心疾患なし　　　6%
2. 虚血性心疾患　　　　　16%
3. 非虚血性心疾患　　　　35%
4. 不整脈原性右室心筋症　41%
5. その他の心筋症　　　　18%

図1 心外膜側アブレーションの考慮を検討するためのフローチャート
（文献11より引用改変）

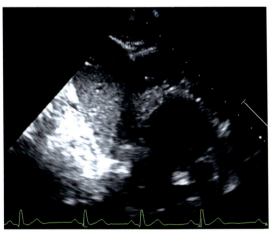
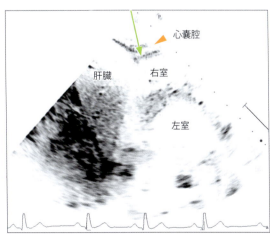

図2　心窩部からの心外膜アプローチ
吸気時に心窩部からエコーをあて肝臓が穿刺経路（→）にないかを確認し，距離と方向を確認する。

≫対策 ⓪ 術前に心外膜起源の可能性を評価する

用語解説 ▶ VT
心室頻拍
(ventricular tachycardia)

VTに対するアブレーション前に，心外膜起源への焼灼の可能性を評価することは，患者へのインフォームドコンセント，物品の準備，消毒方法，合併症対策などの面から重要である．以下のような基準で評価を行う．

≫対策 ① 基礎心疾患による推定

虚血性心疾患では，通常心内膜からのアブレーションが有効であるが，拡張型心筋症を含む非虚血性心疾患では心外膜側起源の割合が3〜4割と報告されている[1]．虚血性心疾患では，下壁梗塞の15％程度が心外膜側の回路を有する．

不整脈原性右室心筋症は右室流出路，三尖弁輪近傍，心尖部近傍に異常低電位領域を有することが多く，心内膜側より心外膜側に不整脈基質を有する．多くが，瘢痕関連VTであり，短期成績は比較的良好である．長期成績では心内膜側に加え心外膜側からのアプローチにより成績向上が期待できる[2]．

拡張型心筋症は虚血性心筋症に比べ，瘢痕が心外膜側，弁輪近傍に多いことが知られている．前壁中隔領域に瘢痕を認めるタイプでは中隔の壁内病変が認められ，結果的に再発率が高く，下側壁領域に瘢痕を認めるタイプでは，心外膜側に低電位領域および遅延電位をしばしば認める[3]．

≫対策 ② 心臓MRIによる画像診断 （図3）

瘢痕関連VTでは心臓MRIによるガドリニウム遅延造影効果による瘢痕組織の分布をあらかじめ同定しておくと治療に役立つ．拡張型心筋症の患者において左室基部側壁は心外膜起源の心室頻拍の後発部位である．また中隔基部の瘢痕も頻度が高く，この部位は心内膜，大動脈冠尖からのアブレーションを要する．

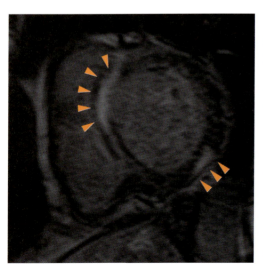
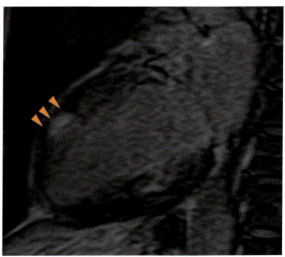

図3 心臓MRI
心外膜側アブレーションを考慮した拡張型心筋症の症例．心筋中層および心外膜側に遅延造影効果を認めた（▶）．

≫ 対策 3　心電図による推定（図4）

　心室頻拍の波形により心外膜起源を推測する方法が報告されている。非虚血性心疾患患者において，I誘導や下壁誘導のQ波の有無は有効な指標になりうる[4]。また，Pseudo-delta＞75msec，maximum deflection index＞0.59は高い感度（96％），特異度（93％）で心外膜起源の推定が可能であった[5]。近年は，器質的心疾患の患者でICD波形のみが記録され，12誘導が記録されていない場合も多い。このような場合，当院では術前に12誘導Holter心電図による波形の確認を積極的に行っている。

用語解説 ▶ ICD
植込み型除細動器（implantable cardioverter defibrillator）

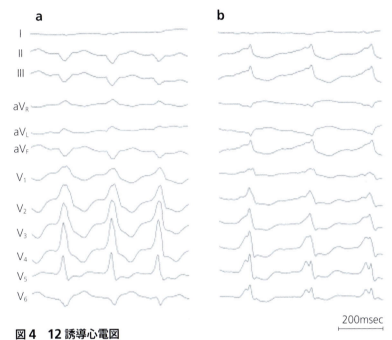

図4　12誘導心電図
心外膜側アブレーションを行った拡張型心筋症の症例。**a**，**b**いずれのVTも心外膜側からのアプローチにより治療に成功した。

≫ 対策 4　心腔内エコーによる評価（図5）

　心腔内エコーにより高輝度を示す部位に一致して，低電位領域が認められたという報告がある[6]。CARTO®システムでは高輝度を示す部位にタグをつける方法が非常に有用である。

≫ 対策 5　心内膜側からのアブレーションが無効な場合

　心内膜側でVTの起源に最も近いと考えられる部位での焼灼が無効だったり，明らかにリエントリーを機序とするVTにもかかわらず心内膜からのactivationがfocal patternを呈する場合，その最も近い反対側をマッピングする。必ずしも心外膜ではないということを覚えておく。例えば左室中隔が最も回路に近かった場合，マッピングすべきは心外膜側ではなく，右室である。

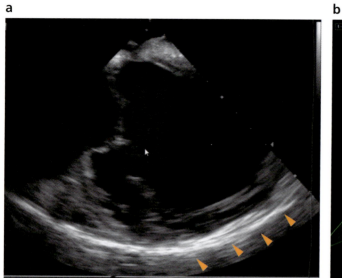
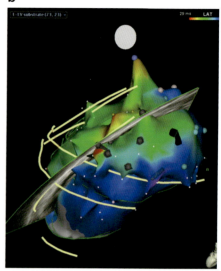
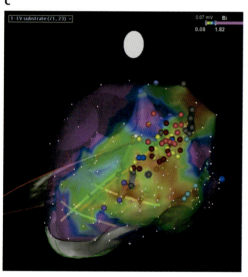

図5　心腔内エコーおよび voltage mapping
a：心外膜側に輝度上昇を認める部位を認めた（▶）。
b：心内膜側マッピングにおいて，低電位領域が側壁側に限定的に認められた。
c：心外膜側マッピングにおいて点電位領域が側壁側に広範囲に認められた。心内膜側からは十分な治療効果が得られず，心外膜側から同部位に対する治療で VT は治療可能であった。

　不整脈基質が疑われる部位が心内膜側からのマッピングで判然としない場合，特にbipolar voltage map で正常であっても unipolar voltage map（正常範囲＞8.27mV）で心外膜側，心筋内の不整脈基質を推定することができる[7]。また，心外膜側に冠静脈が近傍を走向している場合，冠静脈内へ2Frの多極カテーテルを挿入することで心外膜側の情報を得ることが可能である。経冠静脈には焼灼が困難である場合には，心外膜側アプローチを行う。

1 合併症

用語解説 ▶ LAO
左前斜位
(left anterior oblique)

用語解説 ▶ ICE
心腔内エコー
(intraCardiac echocardiography)

心外膜穿刺に関連した合併症は5〜9％と報告されている[8]。術前の評価ならびに術中のモニタリングにより早期発見と対処が大切である。血圧モニター，定期的にLAOの心陰影の動きをチェックすること，シースからドレナージを行い，出血の有無を評価する。ICEによる心囊液貯留のチェックも重要である。

≫対策 6 抗凝固療法の中止・中和，心外膜穿刺

心外膜側へのアプローチは，一般的に心窩部から行う。穿刺の際には，出血のリスクを低減するために抗凝固療法はできる限り中止する。術中にヘパリンを投与している場合には，左心系からカテーテルを引き上げ，中和することが望ましい。また，心外膜穿刺が必要であることが術前から明らかな場合は，心外膜アクセス後にヘパリンを投与する。

1 肝臓の穿刺

心窩部からエコーを当てて，心囊までの距離，穿刺の方向をあらかじめ評価する。穿刺の際に穿刺針の感覚に細心の注意を払う。肝臓は明らかに穿刺した際の感覚が異なる。心囊の穿刺方向が限られている場合は皮膚にマーキングし，穿刺角度も決定する。筆者はエコーガイド下の穿刺は清潔面から施行していない。

肝臓穿刺による出血はシース抜去後に生じると考えられる。エコーを当てて，心囊液貯留を認めない場合，肝臓を評価する。CTを至急撮影することも必要である（**図6**）。

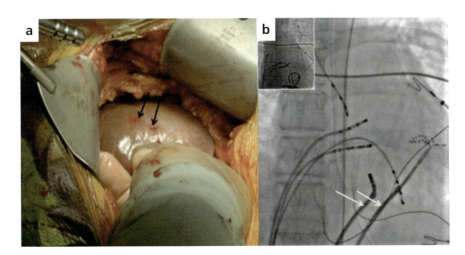

図6 心外膜アプローチ時に認められた肝損傷（文献9より引用）
肝表面に2カ所の損傷部位を認めた（**a**）。カテーテルアブレーション時に**b**のように2カ所から心囊腔へ穿刺を行っていた。腹腔内出血による血圧低下，貧血などにより発見できるため，術中にバイタルサインの変化が確認された場合には，腹部エコーや血液検査を考慮する。

2 横隔膜下動脈の損傷

通常は横隔膜下の基部よりに多く分布している。可能な限り横隔膜の上を穿刺し，横隔膜の穿刺を避ける(**図7**)。

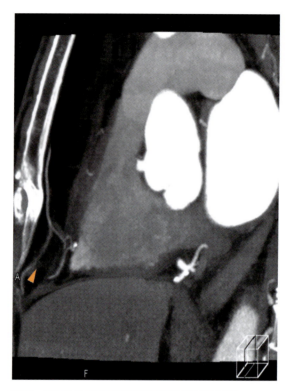

図7 CTによる動脈穿刺の可能性がある血管
傍胸骨領域に走行する内胸動脈およびその分枝，内胸動脈前肋間枝，筋横隔動脈などの血管が走行しており，剣状突起下穿刺を行う際に留意が必要である。

3 冠動脈損傷

穿刺は通常右室側心尖部を狙う。同部位には右冠動脈の右室枝が走行している場合がある。ただし，患者の冠動脈分布は多種多様であるため，穿刺前に両側の冠動脈撮影を行っている。

≫対策 7　心外膜アブレーション

心囊内には通電の際，cooling効果のある血流がないため，イリゲーションカテーテルを用いる必要がある。マッピングの際は液体貯留を避けるためにもイリゲーションを止めるか，持続性に吸引する。マッピングにより通電部位が決まったら冠動脈造影を行い焼灼部位から少なくとも5～7mmの距離があることを確認する。

1 冠動脈

術中に12誘導をモニターする。ST変化の有無をチェックする。冠動脈損傷，またカテーテルによる機械的な刺激による冠動脈攣縮も報告があり，注意を要する[9]。必要な

場合は冠動脈造影を再度施行する。

2 横隔神経

心嚢の外を走行するため，左室側壁のアブレーションでは必ず高出力（9.9V）でペーシングを行い横隔神経麻痺を予防する。マップ上に横隔膜を捕捉したタグをつけておくとよい。その部位でのアブレーションが必要な場合，心嚢内に液体を貯留させたり，ほかのカテーテルを挿入して横隔神経を遠ざける方法などが報告されている[10]。

3 出血

また，穿刺の際に右室穿孔などにより出血を認めた場合，定期的にドレナージを行い，出血の具合をチェックする。血液ガス分析を行うことで出血部位が推定できる。頻度が高いのは右室，心膜の静脈などによる出血だが，動脈性である場合は念のため冠動脈造影を行う。

文献

1) Wissner E, Stevenson WG, Kuck KH：Catheter ablation of ventricular tachycardia in ischaemic and non-ischaemic cardiomyopathy: where are we today? A clinical review. Eur Heart J 33：1440-1450, 2012.
2) Philips B, Madhavan S, James C, et al：Outcomes of catheter ablation of ventricular tachycardia in arrhythmogenic right ventricular dysplasia/cardiomyopathy. Circ Arrhythm Electrophysiol 5：499-505, 2012.
3) Piers SR, Tao Q, van Huls van Taxis CF, et al：Contrast-enhanced MRI-derived scar patterns and associated ventricular tachycardias in nonischemic cardiomyopathy：implications for the ablation strategy. Circ Arrhythm Electrophysiol 6：875-883, 2013.
4) Bazan V, Gerstenfeld EP, Garcia FC, et al：Site-specific twelve-lead ECG features to identify an epicardial origin for left ventricular tachycardia in the absence of myocardial infarction. Heart Rhythm 4：1403-1410, 2007.
5) Vallès E, Bazan V, Marchlinski FE：ECG criteria to identify epicardial ventricular tachycardia in nonischemic cardiomyopathy. Circ Arrhythm Electrophysiol 3：63-71, 2010.
6) Hussein A, Jimenez A, Ahmad G, et al：Assessment of ventricular tachycardia scar substrate by intracardiac echocardiography. Pacing Clin Electrophysiol 37：412-421, 2014.
7) Hutchinson MD, Gerstenfeld EP, Desjardins B, et al：Endocardial unipolar voltage mapping to detect epicardial ventricular tachycardia substrate in patients with nonischemic left ventricular cardiomyopathy. Circ Arrhythm Electrophysiol 4：49-55, 2011.
8) Tung R, Michowitz Y, Yu R, et al：Epicardial ablation of ventricular tachycardia: an institutional experience of safety and efficacy. Heart Rhythm 10：490-498, 2013.
9) Koruth JS, Aryana A, Dukkipati SR, et al：Unusual complications of percutaneous epicardial access and epicardial mapping and ablation of cardiac arrhythmia. Circ Arrhythm Electrophysiol 4：882-888, 2011.
10) Kumar S, Barbhaiya CR, Baldinger SH, et al：Epicardial phrenic nerve displacement during catheter ablation of atrial and ventricular arrhythmias: procedural experience and outcomes. Circ Arrhythm Electrophysiol 8：896-904, 2015.
11) Boyle NG, Shivkumar K：Epicardial interventions in electrophysiology. Circulation 126：1752-1769, 2012.

chapter II 2 | 心室頻拍アブレーション

b 血行動態不安定 VT への アプローチ

東京医科歯科大学循環器内科 / 東京医科歯科大学不整脈センター　**合屋雅彦**

対策 ❶-1 P.131
ICD が複数回作動するも，停止後に受診

対策 ❶-2 P.131
VT のため蘇生後に受診

↓

標的 VT の心電図なし

↓

対策 ❶ P.131
電気生理検査で VT 誘発し，標的 VT を同定

↓

対策 ❷ P.132
3D マッピングシステムを用いた substrate mapping

↓

対策 ❸ P.132
異常電位記録部位を検索
（ペーシングを併用して機序を推定）

↓

異常電位記録部位を中心に焼灼

対策 ⓪ ICD が複数回作動するも，停止後に受診・VT のため蘇生後に受診

用語解説 ▶ VT
心室頻拍
(ventricular tachycardia)

用語解説 ▶ ICD
植込み型除細動器
(implantable cardioverter defibrillator)

用語解説 ▶ ATP
抗頻拍ペーシング
(anti-tachycardia pacing)

器質的心疾患に合併したVTにおいて発作時・アブレーション中ともにVT中の血行動態が安定していれば，標的VTの体表心電図が記録可能であるし，セッション中もエントレインメントペーシングを用いた頻拍機序の解明が可能である。しかし，実臨床では半数以上の症例でVT発作時の血行動態が破たんしており，標的VTの心電図記録がなされていない。このような場合，ICD留置例であればATPあるいはショック作動により洞調律に復したのちに受診するが，ICD非留置例では心肺蘇生を受け救急搬送されることとなる。いずれの場合でもアブレーションの標的となるVTが不明であることが第一の問題点である。

対策 ❶ 電気生理検査で VT 誘発し，標的 VT を同定

用語解説 ▶ CRT-D
両室ペーシング機能付き植込み型除細動器
(cardiac resynchronization therapy defibrillator)

図1にCRT-Dの頻拍時の記録を示す。周期300msecのVTが出現（→）し，周期250msec，8発のATP（＊）により停止している。本頻拍は繰り返し出現していたが12誘導心電図での記録はなされていなかった。

このようなケースでは，電気生理検査でVTの誘発を試み，誘発されたVTの周期と発作時のVTの周期の差が30msec以内であれば，同一のVTと考えてよいとされる。また，VTを誘発した際のICDの心内波形も手がかりとなる。図1の症例に対し施行した電気生理検査では図2のように発作時と同一の周期300msecのVTが誘発された。

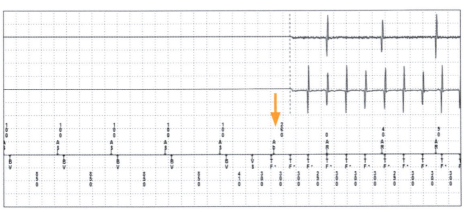

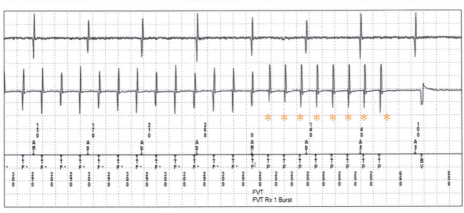

図1
CRT-D の頻拍時の記録

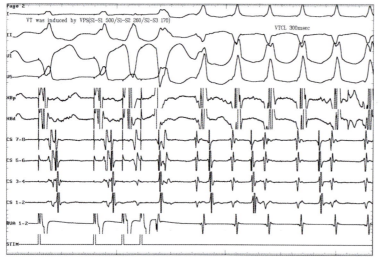

図2　電気生理検査中，心室2発期外刺激時のVTの誘発

I, II, V1, V5：体表心電図 I, II, V1, V5
HB：ヒス束（His bundle）
d：遠位（distal）
p：近位（proximal）
CS：冠静脈洞（coronary sinus）
RV：右室（right ventricle）

》対策 2　3Dマッピングシステムを用いた substrate mapping

アブレーションはいずれかの3Dマッピングシステムを用い，洞調律中あるいは心室ペーシング下にマッピングを行う（いわゆるsubstrate mapping）。図3に陳旧性広範囲前壁梗塞に合併したVT症例の洞調律中のvoltage mapを示す。梗塞領域に一致し低電位領域（1.5mV以下）が存在し，低電位領域の中央に位置する②で＊印に示す著明な遅延電位を認めた。①,③で施行したペースマップは標的VTと良好な一致を認め，刺激からQRSまでの時間はそれぞれ90msec，170msecであり，頻拍中には梗塞巣内を中隔側から側壁方向へ伝導していることが推定された。遅延電位記録部位に通電（図3中の●）を行いVTが誘発不能となったことを確認し，セッションを終了した。

このように多くの症例では血行動態不安定VTであっても3Dマッピング，ペースマッピングを併用することにより，頻拍の機序の推定，アブレーションは可能である。しかしながら，上記の方法で成功に至らない症例も存在する。そのような場合，循環補助装置（IABP，PCPSなど）を併用したVT中の通電部位選択が有用である可能性がある。

用語解説　IABP
大動脈内バルーンパンピング（intraaortic balloon pumping）

用語解説　PCPS
経皮的心肺補助（percutaneous cardiopulmonary support）

》対策 3　異常電位記録部位を検索（ペーシングを併用して機序を推定）

標的VTが不明（期外刺激でVTが誘発不能，多種のVTが誘発され標的VTの同定が不能など）の場合は，遅延電位を代表とする異常電位記録部位をすべて焼灼する方法をとることとなる。

筆者らは，洞調律中にvoltage mapを記録し，異常低電位領域（1.5mV以下）内部で遅延電位を検索する。遅延電位記録部位でのペースマップ，あるいはVTを誘発してペーシングすることにより，標的VTの回路を可能な限り同定する。そのあとVTに関連する遅延電位を焼灼し，続いてほかの部位で記録される遅延電位もすべて焼灼する。焼灼後に心室プログラム刺激（2発まで）を行いVTが誘発不能であれば終了としているが，アブレーションのエンドポイントに関しては，いまだ定まったものはない。

わが国のガイドラインでは，アブレーションで標的VTが誘発不能となった症例であっても，ICD留置のクラスⅡaとされているため，筆者はICDとの併用をためらうべきではないと考えている。

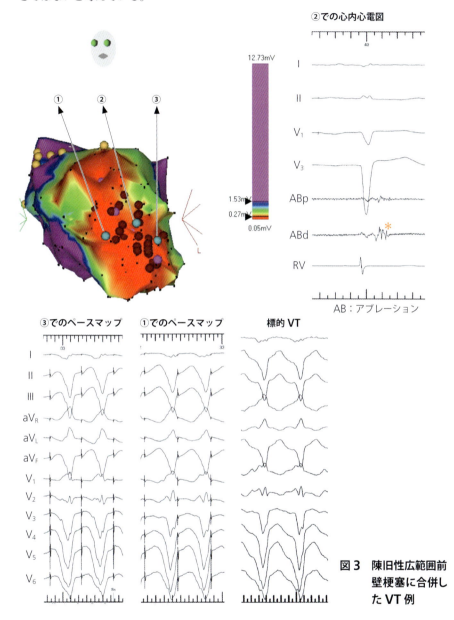

図3 陳旧性広範囲前壁梗塞に合併したVT例

 血行動態不安定 VT へのアプローチのポイント

① アブレーションの対象となる VT の半数以上が血行動態不安定。
② 電気生理検査で標的 VT を同定する。
③ ICD 留置例では記録の解析が手がかりとなる。
④ 3D マッピングシステムを用いてアブレーションを行う。

chapter II 　2 ｜心室頻拍アブレーション

C　VT storm への対応

筑波大学医学医療系循環器内科　**関口幸夫**

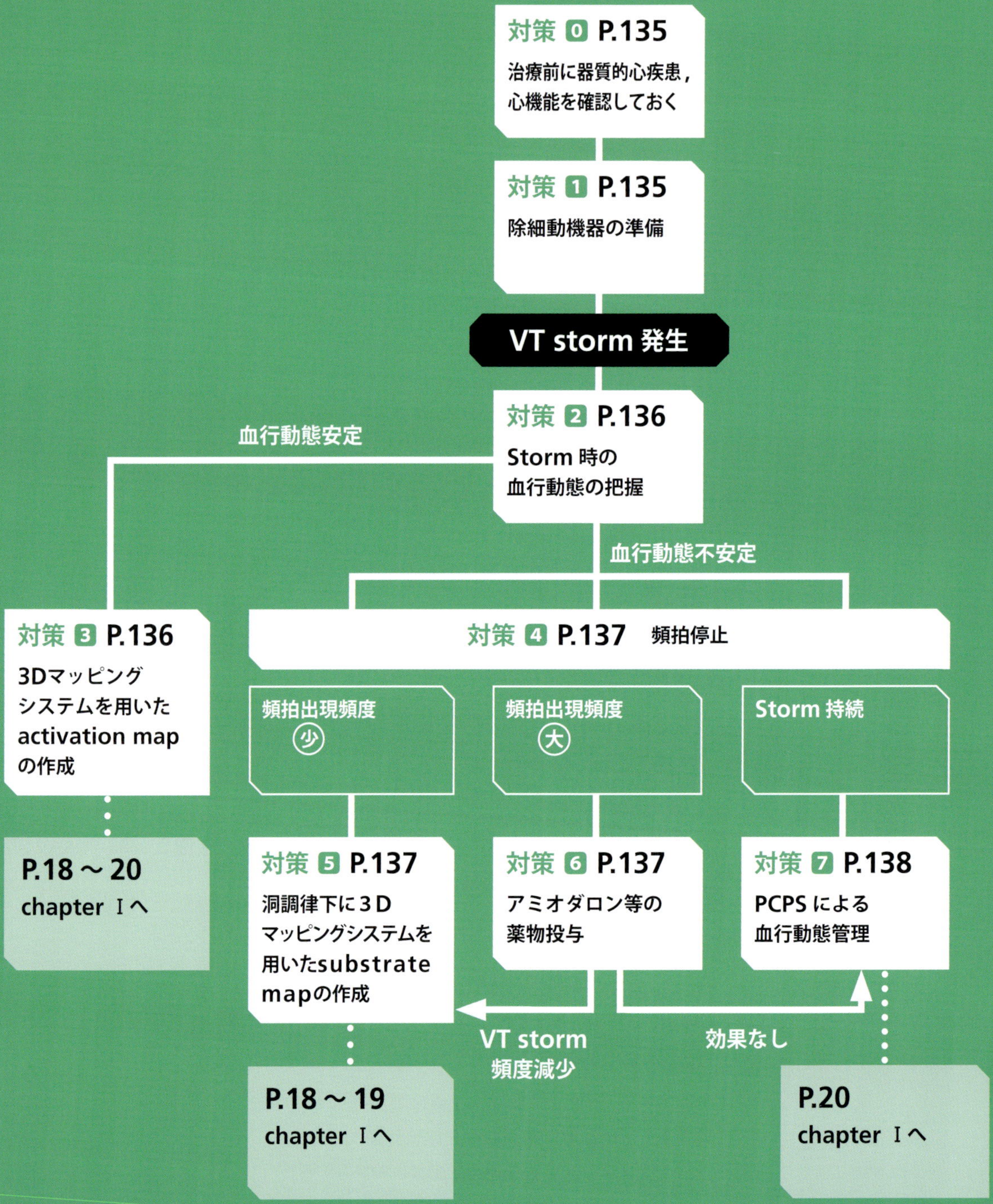

対策 0　P.135
治療前に器質的心疾患，心機能を確認しておく

↓

対策 1　P.135
除細動機器の準備

↓

VT storm 発生

↓

対策 2　P.136
Storm 時の血行動態の把握

├─ 血行動態安定 →
│
│　**対策 3　P.136**
│　3Dマッピングシステムを用いたactivation mapの作成
│　↓
│　P.18 ～ 20
│　chapter I へ
│
└─ 血行動態不安定

対策 4　P.137　頻拍停止

- 頻拍出現頻度 **少**
- 頻拍出現頻度 **大**
- Storm 持続

対策 5　P.137
洞調律下に3Dマッピングシステムを用いたsubstrate mapの作成
↓
P.18 ～ 19
chapter I へ

対策 6　P.137
アミオダロン等の薬物投与
→ VT storm 頻度減少

対策 7　P.138
PCPS による血行動態管理
← 効果なし
↓
P.20
chapter I へ

| 発生原因 | ❶ 術前から心不全増悪傾向にある
❷ 術前から電解質異常が認められる
❸ 通電によって一部の心筋に伝導障害が生じることで安定した頻拍回路が形成 |

≫対策 ⓪　治療前に器質的心疾患，心機能を確認しておく

用語解説 ▶ VT
心室頻拍
（ventricular tachycardia）

　心室頻拍には，器質的心疾患に由来するものと，そうでない特発性が存在するが，器質的心疾患を有するVT症例では心機能低下例が多い。VTアブレーションでは焼灼効果の高いイリゲーションカテーテルを使用することが多いことから，焼灼により体内への急速な水分負荷が生じ，心不全増悪ひいてはVT stormを引き起こす要因ともなる（**図1**）。このため，治療前に心エコーなどを用いて心機能および右心負荷の程度を最低限把握しておく必要がある。

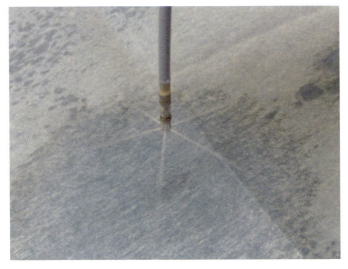

図1　イリゲーションカテーテル
（Biosense Webster 社製）

≫対策 ❶　除細動機器の準備

　電気生理学検査やカテーテルアブレーションを行う際には，常に必要な準備であるが，いざというときにすぐに使用できるよう環境を整えておく（**図2**）。入室直後に心電図電極をつけるタイミングで除細動パッチを同時に装着する施設が多いようだ。また，VT storm症例の場合，植込み型除細動器がすでに植込まれている症例も少なからず存在するため，VTが生じた際にどの器具を用いてどの順序で除細動を行うのか，メディカルスタッフを含めて事前にしっかりと話し合っておく必要がある。

　ときに除細動閾値が高い症例が存在する。使用している抗不整脈薬，器質的心疾患による影響などがこの要因と思われるが，必ずしも心室頻拍・心室細動が1回の電気的除

細動で停止するとは限らないということを念頭に置いておく必要がある。前述した除細動パッチを用いて除細動を予定する場合は，パッチを装着する位置に十分気を配る。3Dマッピングシステムを併用する際，同システムのパッチ位置を優先するあまり，除細動パッチの位置が適切な場所とならず，効率のよい除細動が施行できない場合がある。また，経皮的心外膜アブレーションを行う際に穿刺部位である心窩部領域を清潔エリアにする必要があるが，この際にも除細動パッチの位置が適切な位置となるように留意する。

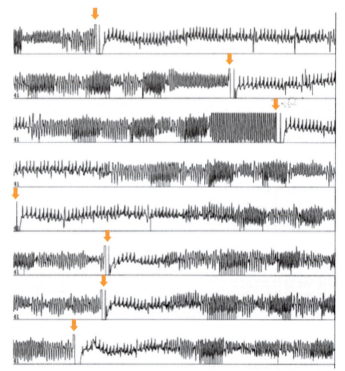

図2　多形性心室頻拍のstorm
↓部位は植込み型除細動器（ICD）からの直流電流（DC）ショックが作動している。

≫対策 2　Storm 時の血行動態の把握

　VTが自然に生じた，もしくは誘発された場合には，何よりもまず血行動態を確認する必要がある。患者の意識の有無，血圧を含めたバイタルを確認し，直ちに頻拍を停止させる必要があるかどうかを判断する。

≫対策 3　3Dマッピングシステムを用いたactivation mapの作成

　血行動態が安定している場合は，血行動態に注意しながら頻拍を持続させた状態で，3Dマッピングシステムを用いてactivation mapを作成する。そして，エントレインメント等の手法を併用しながら頻拍回路を同定したうえで，回路を横切るような形でアブレーションを行い頻拍停止に努める（**図3**）。

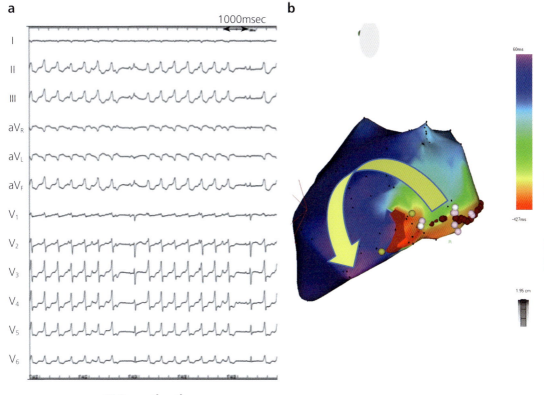

図3　activation map
60歳代，男性。拡張型心筋症に基づくVT症例。数日間VTが断続的に出現しており（**a**），血行動態が比較的保たれていたことからactivation mapを用いてカテーテルアブレーションを施行。頻拍回路は左室後壁心外膜側を旋回するマクロリエントリーであった。

≫対策 4　頻拍停止

　頻拍時の血行動態が破綻をきたす場合には，直ちに直流通電（DCショック）などを用いて頻拍を停止させる。

≫対策 5　頻拍出現頻度がさほど多くない場合

　自然に生じる，もしくはカテーテル刺激によって生じるVTの頻度がさほど多くない場合には，洞調律時にsubstrate mapを作成したうえで，このマップを参考に頻拍回路を想定しアブレーションを行う（**図4**）。

≫対策 6　頻拍出現頻度が多い場合

　アミオダロンなどの抗不整脈薬を用いて頻拍の沈静化を図る。薬物投与によって頻拍が沈静化してくるようであればsubstrate mapを指標にアブレーションを行う。改善がみられないようであればPCPSを挿入し，血行動態の維持に努める（**図5**）。

用語解説　PCPS
経皮的心肺補助装置（percutaneous cardiopulmonary support）

≫対策 7 頻拍が持続的に出現，もしくは停止しない場合

ただちにPCPSを挿入し，血行動態の維持に努める。

a：RAO

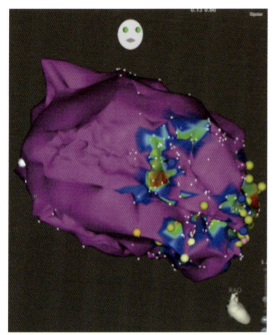

b：LAO

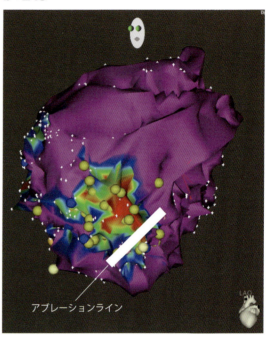

アブレーションライン

用語解説 RAO
右前斜位
(right anterior oblique)

用語解説 LAO
左前斜位
(left anterior oblique)

図4 substrate map
左室側壁に心筋梗塞の既往を有する70歳代，男性のVT症例。本症例のVTは血行動態の破綻をきたすためsubstrate mapを用いて治療を行った。

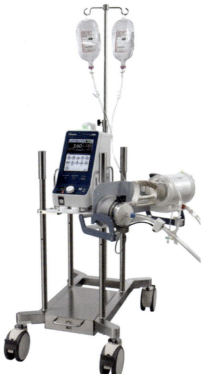

図5 経皮的心肺補助装置（テルモ社製）
（テルモ社提供）

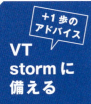

急性心筋梗塞例での VT storm はどうするか？

心筋梗塞発症急性期に心室頻拍もしくは心室細動の storm が生じることがある。たいていの症例では，リドカインやアミオダロンなどの抗不整脈薬投与もしくは全身の血行動態を安定させることで不整脈はコントロールされるのだが，まれにこれらの治療を行っても storm がおさまらない場合がある。このようなときにアブレーション治療が有効なことがある[1,2]。Storm は同一波形の心室期外収縮を契機に生じることが多く，この契機（トリガー）となる心室期外収縮をターゲットにアブレーションを行うのだ。この心室期外収縮は傷害された Purkinje ネットワークがその発現に関与しており，心室期外収縮波形に先行する Purkinje 電位がアブレーションの良い指標となる。

文献

1) Bänsch D, Oyang F, Antz M, et al：Successful catheter ablation of electrical storm after myocardial infarction. Circulation 108：3011-3016, 2003.
2) Kobayashi Y, Iwasaki Y, Miyauchi Y, et al：The role of purkinje fibers in the emergence of an incessant form of polymorphic ventricular tachycardia or ventricular fibrillation associated with ischemic heart disease. J Arrhythmia 24：200-208, 2008.

chapter II 2 ｜心室頻拍アブレーション

d 非典型的流出路 VT への アプローチ

杏林大学医学部循環器内科　**三輪陽介，副島京子**

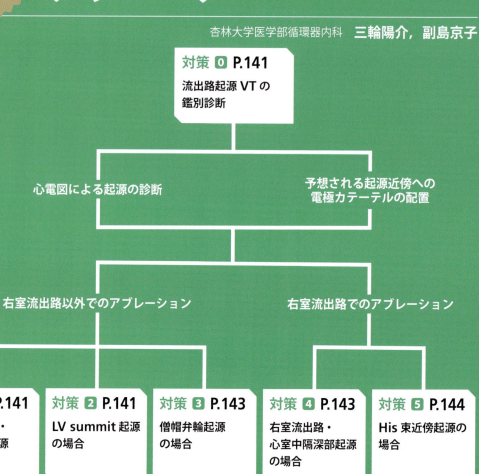

> **発生原因**
> ❶ 多くの場合が基礎心疾患を伴わない特発性VTである
> ❷ 構造が複雑で合併症の対策が重要である
> ❸ 心電図による術前の推定が重要である

≫対策 ⓪　流出路起源VTの鑑別診断

用語解説　VT
心室頻拍
(ventricular tachycardia)

　解剖学的構造が複雑な部位であり，位置関係を正確に把握したうえで，心電図診断によるVT起源の推定をあらかじめ行う必要がある（**図1**）。これらの情報は，治療を行う以前に成功率や治療に伴う合併症の危険性についてインフォームドコンセントを行ううえで重要である。
　また，電極の配置は術中早期性の判断にとって重要な情報である。推定される部位のより近傍に電極を配置することで，VT起源を解剖学的に把握することができる。

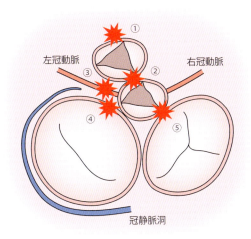

図1　流出路起源VTの位置（模式図）
①右室流出路自由壁，②右室流出路中隔側/左室流出路・大動脈洞，
③LV summit，④僧帽弁輪AMC，⑤His束近傍

≫対策 ❶　左室流出路・大動脈洞起源の場合（図2, 3）

　流出路VTにおいて，下壁誘導での高いQRS波高や，早期移行帯は右室流出路起源として非典型的であり，大動脈洞起源を疑う。このようなVT中の心電図波形による部位診断は種々の報告がなされており，術前プランを立てるうえで有用である[1-3]。

≫対策 ❷　LV summit起源の場合

用語解説　LV
左室
(left ventricle)

　LV summitとは，左前下行枝のseptal perforating branchよりも上方で，左回旋枝とに囲まれた左室最上部心外膜側のことである。また同領域のなかで大心臓静脈により囲まれた三角部分はinaccessible areaといわれ，カテーテル治療が困難な部位である。冠

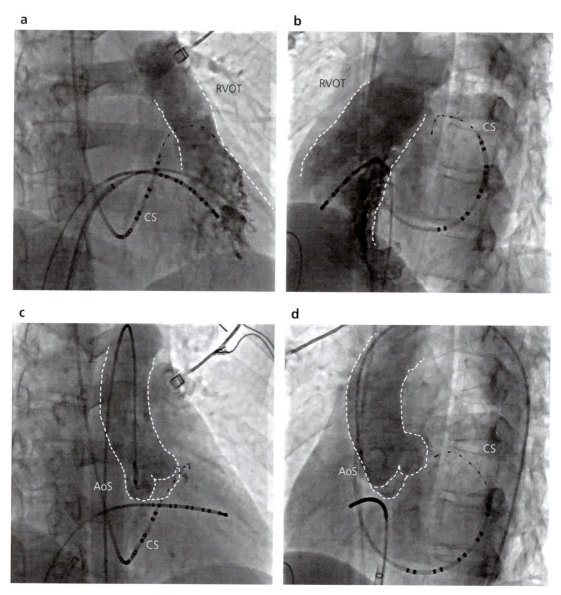

図2　右室流出路造影と大動脈造影
a：RVG(RAO view)。
b：RVG(LAO view)。
c：AoG (RAO view)。
d：AoG (LAO view)。
RVOT，AoS，冠動脈入口部，CS（大心臓静脈や前室間静脈を含む）との位置関係の把握のため，マッピングやアブレーションの前に造影を行う。

用語解説　RVG
右室造影（right ventriculography）

用語解説　AoG
大動脈造影（aortography）

用語解説　RVOT
右室流出路（right ventricular outflow tract）

用語解説　AoS
大動脈洞（aortic sinus）

用語解説　CS
冠静脈洞（coronary sinus）

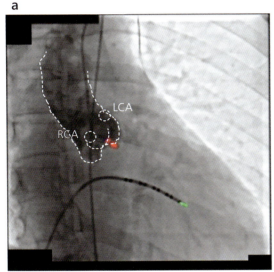
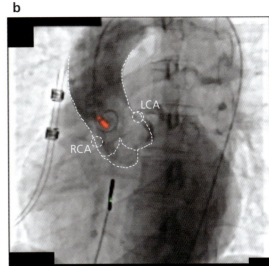

図3 大動脈洞内のマッピング
a：RAO view。
b：LAO view。
MediGuide™ system を用いた大動脈洞内のマッピング。冠動脈入口部やそれぞれの冠動脈洞の位置を正確に把握しながらマッピングが可能であり、冠動脈損傷など合併症リスクの軽減と、手技時間・透視時間の削減が可能である。

用語解説 ▶ RCA
右冠動脈
(right coronary artery)

用語解説 ▶ LCA
左冠動脈
(left coronary artery)

静脈末梢は血管径が細くしばしば通電時に出力を上げることが困難である。また、冠動脈に近接している場合、冠動脈損傷の危険性がある。心外膜側からアプローチを試みても、心外膜側に脂肪組織が多く認められるため十分な焼灼巣が得られにくいことが、治療困難である理由と考えられる。

過去の報告では、27例中18例でアブレーションに成功、成功率は67％と報告されており、うち14例は大心臓静脈から、4例は心外膜アプローチにより成功した。一方、焼灼困難であった9例では、大心臓静脈内での電気抵抗値の上昇や到達困難、冠動脈近傍のため有効な通電ができなかった[4]。

≫対策 3　僧帽弁輪起源の場合

用語解説 ▶ AMC
aorto-mitral continuity

AMCは大動脈と僧帽弁輪の間に位置する線維性構造である。冠静脈洞から大心臓静脈、前室間静脈へ2Fr電極カテーテルを留置し、近傍の電位を記録することがよい指標になる。これは前述の、左室流出路・大動脈洞起源およびLV summit起源の場合も同様に有効である。冠静脈洞から大心臓静脈へアプローチする方法や、経心房中隔的アプローチが用いられる。

≫対策 4　右室流出路・心室中隔深部起源の場合

右室流出路心室中隔側起源の場合、多くは通常のunipolarアブレーションで治療が可能であるが、心室中隔深部を起源とする場合、ときに治療に難渋するケースがある。コンタクトフォースモニタリングによるコンタクトの確認や、右室造影（**図2**）による解剖学的な特徴を把握することが重要である。これでも十分な治療効果が得られない場

合に，対側左室中隔からのunipolarアブレーションおよび，左室側と挟み，より深部に焼灼巣を形成する目的でbipolarアブレーションが検討される。合併症として，房室・心室内伝導障害や心室中隔穿孔が懸念される。

≫対策 5　His束近傍起源の場合

His側近傍からVTは比較的narrow QRSを呈することがあり，アブレーションによる刺激伝導系への影響が懸念される。治療による有益性が合併症の危険性を上回るか否かを総合的に判断する必要がある。His束電位がきわめて近接している場合には，左室流出路側もしくは大動脈洞からもマッピングを行う。

合併症に備える

各起源へのアブレーションに伴う重大な合併症とは

・冠動脈損傷
Valsalva洞からアブレーションが必要な際や，Valsalva洞内をマッピングする際に，冠動脈入口部を損傷する可能性がある。特に動脈硬化が強い患者では，マッピング中に動脈硬化プラークによる塞栓などをきたす可能性もあるため，術前に心エコー評価する。また，冠動脈入口部近傍で焼灼が必要な際には，冠動脈造影や大動脈造影により冠動脈入口部の正確な位置を把握する。心腔内エコーも有用である。

・刺激伝導系の損傷
His束近傍，心室中隔基部の焼灼を要する場合，正常刺激伝導系の損傷をきたす可能性がある。His束電位が記録可能な部位を同定することが必要で，できる限り遠位部からの焼灼が望ましい。焼灼前にAH，HVインターバルを測定し，焼灼中に延長が認められないかをモニタリングしながら，治療は行われるべきである。また，右脚ブロックのある患者では左側心室中隔のアブレーションにより完全房室ブロックをきたすことがあることも認識しておく。恒久型ペースメーカが必要になる可能性があり，治療に際して疾患リスクと相対的に有益性・危険性を判断する。

・血栓塞栓症
大動脈および左室流出路へのアプローチの際に血栓塞栓症の予防のため，ヘパリンによる抗凝固療法が必要である。ACT250〜350秒に保つ。術前に心エコーを確認し，大動脈洞や大動脈弁に石灰化が認められるか，あらかじめ評価を行う。

用語解説　ACT
活性化全血凝固時間
(activated clotting time)

・スチームポップ
心室中隔深部や肥厚した左室心筋を焼灼する際など，高出力や強いコンタクトフォースでの焼灼で，スチームポップをきたす可能性があり，心筋穿孔による心タンポナーデや，心室中隔穿孔のリスクがある。焼灼中の電気抵抗が急激に低下する場合，いったん焼灼を中止する。また，ポップ音やカテーテルに振動が伝わった際にも，同様に焼灼を中止し，しばらくバイタルサイン，心陰影などを観察して心タンポナーデがないことを確認する。

それぞれの特徴とリスクを知る

・**心外膜側アプローチ**

流出路起源特発性心室頻拍では前述のように，心外膜側からのアプローチが考慮されるケースがある．ただし，LV summit 近傍は心外膜側に豊富な脂肪組織が分布していることが多く，冠動脈や冠静脈が近接していない場合でも，有効通電が得られないことがある．冠動脈が近接していないかを確認するため，冠動脈造影にて部位を正確に判断することが大切である．特に前下行枝，回旋枝，大心静脈に囲まれた部位は inaccessible area といわれ，アブレーションによるリスクが高く，有効性が低い．

・**外科的アプローチ**

心外膜側からのアプローチでも治療が困難である場合，LV summit や弁輪部，冠動脈近傍などの脂肪組織が多く存在する部位は，特に外科的なアプローチが考慮される．しかし，侵襲度を考慮しその治療による有益性とリスクを総合的に評価する必要がある．一方で，難治性で治療が困難な症例では，考慮される選択肢の1つと考えられる．

・**合併症**

心外膜側からのアプローチ時，心嚢穿刺および心外膜側マッピングおよびアブレーション時の合併症（冠動脈損傷，右室・左室穿孔，肝損傷・腹腔内出血，横隔神経麻痺）は P.122 2a「心外膜起源への焼灼」，P.152 2f「心外膜穿刺の際の心臓および他臓器の損傷」を参照のこと．

文献

1) Ouyang F, Fotuhi P, Ho SY, et al：Repetitive monomorphic ventricular tachycardia originating from the aortic sinus cusp: electrocardiographic characterization for guiding catheter ablation. J Am Coll Cardiol 39：500-508, 2002.
2) Tada H, Tadokoro K, Miyaji K, et al：Idiopathic ventricular arrhythmias arising from the pulmonary artery: prevalence, characteristics, and topography of the arrhythmia origin. Heart Rhythm 5：419-426, 2008.
3) Ito S, Tada H, Naito S, et al：Development and validation of an ECG algorithm for identifying the optimal ablation site for idiopathic ventricular outflow tract tachycardia. J Cardiovasc Electrophysiol 14：1280-1286, 2003.
4) Yamada T, McElderry HT, Doppalapudi H, et al：Idiopathic ventricular arrhythmias originating from the left ventricular summit: anatomic concepts relevant to ablation. Circ Arrhythm Electrophysiol 3：616-623, 2010.

chapter II 2 心室頻拍アブレーション

e 冠動脈損傷

東京慈恵会医科大学循環器内科 **徳田道史**

術開始前

対策 0 P.150
早期発見のための術前対策
（冠動脈造影，3D マッピング）

予防：冠動脈近傍の通電は回避

対策 1 P.151
発生の早期発見
（症状，モニター心電図の観察，冠動脈造影の準備）

対策 2 P.151
冠動脈損傷を確認

損傷なし / 損傷あり

P.18 〜 21
chapter I へ

冠動脈狭窄：
冠動脈拡張術を検討

冠動脈穿孔
・抗凝固薬の拮抗
・輸液，輸血
・冠動脈インターベンション

146

発生原因	❶ 心内膜アブレーション時の冠動脈近傍の焼灼（特に右室流出路） ❷ 冠動脈冠尖，冠静脈洞内アブレーション時の冠動脈近傍の焼灼 ❸ 心嚢穿刺時の冠動脈誤穿刺 ❹ 心外膜アブレーション時の冠動脈近傍の焼灼 ❺ 冠動脈近傍の焼灼による冠動脈攣縮

≫ 基礎知識　冠動脈損傷の発生とその予防

1 発生率

　心室不整脈アブレーション中の冠動脈損傷はまれな合併症で，系統的な報告は少ないが，連続606例の検討で発生率は0.3％で，そのいずれもが心外膜アブレーションによる冠動脈狭窄であった[1]。本合併症は正確な冠動脈走行の把握と冠動脈近傍の焼灼を控えることで回避可能である。冠動脈が閉塞すると胸痛を訴えることが多いが，全身麻酔下で施術する場合，胸痛症状の訴えはないので心電図変化に常に留意する必要がある。また冠動脈穿孔の場合は放置すると心タンポナーデとなる。冠動脈狭窄は慢性期に進行し発症することもあり，動物実験において冠動脈近傍の通電にて慢性期に血管内膜の増生および内部の血栓形成が認められ，その程度は通電部位からの距離と相関していたと報告されている[2]。

2 予防策

　冠動脈損傷は冠動脈近傍への焼灼や穿刺を行う際に発生する。冠動脈は心室壁の外側を走行しているため，心内膜側のアブレーション時の冠動脈損傷は非常にまれで損傷を危惧すべき部位は限られている。心室壁が薄い場所でリスクがより高く，右室流出路高位アブレーション中の左冠動脈前下行枝閉塞例が報告されている[3]。

　心室不整脈の起源が冠動脈冠尖や冠静脈洞近傍であった場合も，冠動脈と近接するため注意が必要である。特に，冠動脈冠尖をマッピングする際には冠動脈造影は必須である（図1）。冠動脈の起始異常を認める場合もあるので，必ず左右の冠動脈を造影すべきである。通電至適部位が冠動脈開口部に近接する（1cm以内）場合は通電を避ける。通電中も呼吸性変動などによるカテーテル先端の動きに十分留意する。

　CARTOSOUND® システムを用いて，心腔内エコー上で冠尖のトレースおよび冠動脈入口部のマーキングを行い，三次元再構築を行っておくと解剖の関係がより理解しやすい（図2, 3）。

　心外膜アブレーションのために心嚢穿刺を行う場合，穿刺方向に冠動脈がある場合は冠動脈穿刺のリスクがある。事前に冠動脈造影で右室枝，右冠動脈末梢などの走行を確認する。左冠動脈優位のこともあるので左冠動脈の造影も施行しておくことが望ましい。穿刺方向に冠動脈がある場合，それを避けるように穿刺を行う。

　冠動脈は心外膜側を走行しているので，心外膜アブレーションを行う場合は常に冠動脈損傷のリスクがある。冠動脈造影を必ず施行し冠動脈から1cm以内での通電は避ける。図4に心外膜アブレーション中に発生した冠動脈閉塞の症例を示す。

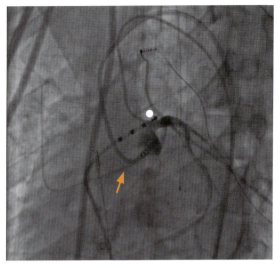
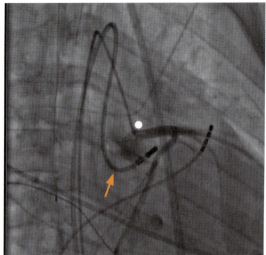

a：LAO　　　b：RAO

用語解説 LAO
左前斜位
(left anterior oblique)

用語解説 RAO
右前斜位
(right anterior oblique)

図1　左冠尖起源の心室頻拍に対するアブレーション
左冠尖内にアブレーションカテーテルが挿入されている（→）。左冠動脈造影が行われており，アブレーションカテーテルの先端と左冠動脈開口部（○印）の距離がわかる。

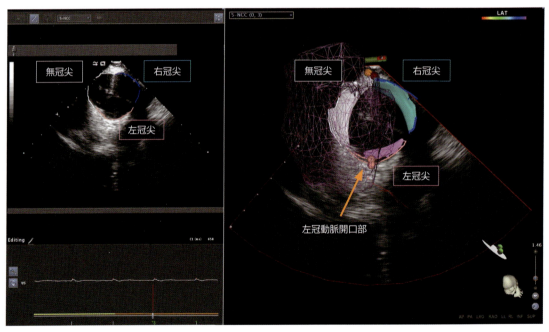

図2　CARTOSOUND® システム
CARTOSOUND® システムを用いて，心腔内エコー上で左冠尖，右冠尖，無冠尖のトレースを行い三次元マップに再構築している。右室に心腔内エコーを挿入すると右上に右冠尖，左上に無冠尖，下に左冠尖が明瞭に描出可能である。高さを変えて左冠動脈開口部にタグをつける。

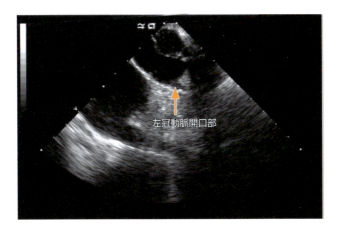

図3 心腔内エコー
心腔内エコーで右心室内から冠動脈尖を観察している。左冠尖より左冠動脈起始部が明瞭に観察される。

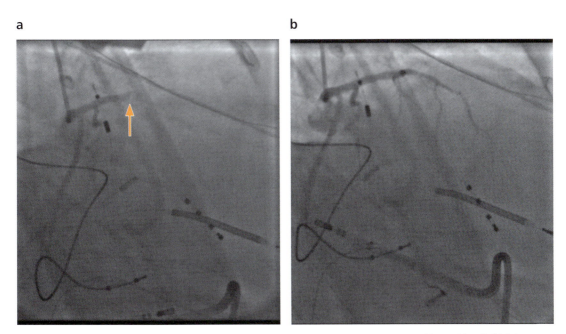

図4 心外膜アブレーション中に心電図上ST変化を認め左前下行枝の完全狭窄を認めた症例
a：冠動脈造影にて左冠動脈前下行枝が閉塞しているのが確認できる（→）。
b：硝酸薬冠動脈注入後。冠拡張薬の注入により再開通し狭窄は消失しており，冠攣縮の関与が疑われる。

≫対策 ❹　早期発見のための術前の対策

❶ 冠動脈造影を施行し,冠動脈の走行を把握

　冠尖や冠静脈洞遠位など冠動脈損傷が危惧される部位を通電する場合は,事前に冠動脈造影を施行する。冠動脈冠尖や左室流出路起源の場合はCARTOSOUND® システムを用いると解剖が理解しやすい。

❷ 穿刺方向の確認

　心外膜穿刺を行う場合,冠動脈造影を行い,穿刺方向に冠動脈がないかを確認しておく。

❸ 3Dマッピング（CARTOSOUND®,術前CTの取り込み）の利用

　事前に撮影した造影CTをマージすることにより冠動脈の走行を3Dマッピングに投影する方法も有効である（**図5**）。

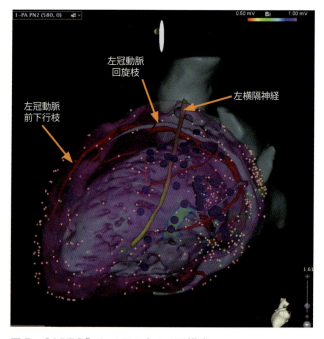

図5　CARTO® システム上での再構成
事前に撮像した心臓造影CTをもとに左室心内膜,大動脈,左冠動脈,左横隔神経をCARTO® システム上で再構成している。さらに心内膜マップ上にFAMモードで作成した心外膜マップを,透過性をもたせて加えている。

発生の予防
冠動脈に近接する部位（1cm以内）でのアブレーションは回避する。

≫対策 ❶　発生の早期発見

　患者の症状，心電図・血圧の変化を観察する．冠動脈近傍のアブレーション後に胸部症状やST変化が認められた場合は冠動脈造影を施行する．

　心外膜穿刺後はシースの側管より吸引を行う．血性の心嚢液が持続的に引ける場合には冠動脈造影を行い，冠動脈損傷の有無を確認する．

≫対策 ❷　冠動脈損傷を確認

　冠動脈造影により冠動脈狭窄が認められる場合，血行動態が安定している場合は冠拡張薬を注入して冠動脈攣縮の可能性を否定する．狭窄が残存し，器質的狭窄と判断される場合は冠動脈拡張術を検討する．

　冠動脈よりの出血が確認できた場合は抗凝固薬を拮抗し，補液を増量し，輸血を考慮する．自然止血は困難であることが多いので，直ちにインターベンションを開始する．

　まずパーフュージョンバルーンによる圧迫をし，それでも止血困難であればステントグラフトの挿入，コイル・脂肪・血栓などを注入して止血を図る．

文献

1) Roberts-Thomson KC, Steven D, Seiler J, et al：Coronary artery injury due to catheter ablation in adults: presentations and outcomes. Circulation 20:1465-1473, 2009.
2) Viles-Gonzalez JF, de Castro Miranda R, Scanavacca M, et al：Acute and chronic effects of epicardial radiofrequency applications delivered on epicardial coronary arteries. Circ Arrhythm Electrophysiol 4：526-531, 2011.
3) Dilling-Boer D, Vanduynhoven P：Lessons Learned from Asymptomatic Acute Coronary Occlusion Complicating Radiofrequency Ablation of Right Ventricular Outflow Tract Tachycardia. J Cardiovasc Electrophysiol. 2015 Aug 13. doi: 10.1111/jce.12777. [Epub ahead of print]

chapter II 2 | 心室頻拍アブレーション

f 心外膜穿刺の際の心臓および他臓器の損傷

筑波大学医学医療系循環器内科　**関口幸夫**

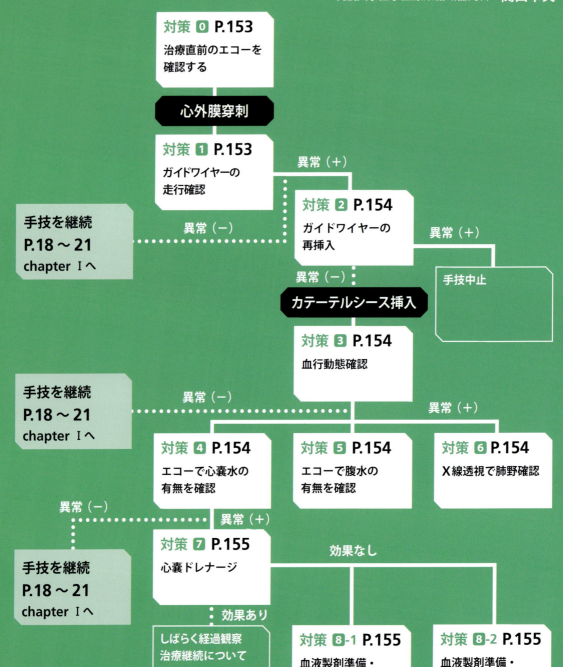

発生原因	❶ 肝臓腫大などの解剖学的異常 ❷ 穿刺角度・方向・深さの誤判断

≫対策 0　治療直前のエコーを確認する

　心外膜腔には正常でも少量の心嚢水がみられる場合が少なくない。個人差も大きく，治療直前にあらかじめ心エコーを用いて心嚢水の有無を確認しておくことが望ましい。また，この際に心外膜穿刺部位である心窩部からエコーを当てることで，穿刺の方向・角度・心臓までの距離をイメージするのに役立つとともに，肝臓の大きさや位置関係を把握することができる。

　また，誤って肝臓を穿刺すると腹腔内出血が生じる。出血は腹腔内に貯留することから，こちらについてもあらかじめ腹水の有無を確認しておくとよい。

≫対策 1　ガイドワイヤーの走行確認

　穿刺針を用いてガイドワイヤーを心嚢腔に挿入したら，まずはX線透視の左前斜位を用いて右室ならびに左室外側のシルエットに沿ってワイヤーが走行していることを確認する（**図1**）。そうでない場合には，ワイヤーが縦隔腔，右室内，もしくはほかの血管へ迷入している可能性がある。

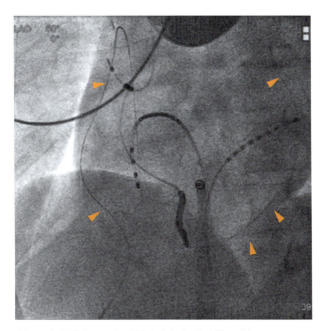

図1　心嚢腔内に正しく挿入されたガイドワイヤー
左前斜位の透視画像により，左室のシルエットに沿ってワイヤーが走行していることが確認できる（▶）。

対策 2　ガイドワイヤーの再挿入

　　　ワイヤーが右室内腔に挿入されている場合，穿刺針がまだ挿入されている状況であればゆっくりと穿刺針を引きながら，ワイヤーを出し入れすることでガイドワイヤーが心嚢腔に挿入されることがある。ワイヤーが挿入された場所がはっきりしない場合は，ワイヤーを抜去したうえで再度穿刺する。何度か穿刺してもうまくいかない，もしくはガイドワイヤーの位置がわからない場合，血行動態の異常が出現した場合には手技を中止する。

対策 3　血行動態確認

　　　ガイドワイヤーが心嚢腔に位置していることを確認したうえでカテーテルシースを挿入するが，この際に患者の意識，血圧，動脈血酸素飽和度といったひととおりの血行動態を確認する。

対策 4　エコーで心嚢水の有無を確認

　　　急激な血圧低下やそれに伴う意識障害が生じた場合には，穿刺に伴う心タンポナーデを疑い，直ちに左前斜位での透視画像を用いて心臓後面の動きの低下がないかどうか確認するとともに心エコーを用いて心嚢水の有無を確認する。

対策 5　エコーで腹水の有無を確認

　　　血圧低下やそれに伴う意識障害など持続性の失血が疑われる場合には，穿刺に伴う肝臓などの臓器損傷の可能性を考慮し腹部エコーやCTを用いて出血を伴う合併症がないかどうか確認する（**図2**）[1]。

対策 6　X線透視で肺野確認

　　　動脈血酸素飽和度の低下を認めた場合，患者の呼吸状態をいち早く確認するとともに，穿刺による気胸が生じていないかどうかX線透視で左肺野を中心に確認する。

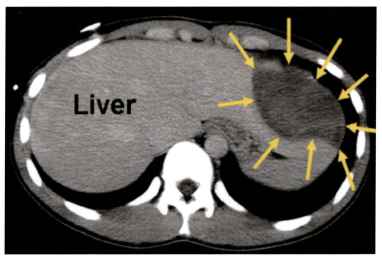

図2　穿刺に伴う肝出血
（文献1より引用）

》対策 7　心嚢ドレナージ

心エコーにて心タンポナーデが確認された場合には，カテーテルシースが心嚢腔に挿入されているようであれば，速やかにシースからドレナージを行う。シースが心嚢腔に存在しない場合には直ちに心嚢穿刺を行う。

また，ヘパリンを含めた抗凝固薬を使用している場合には，対応する拮抗薬を使用する。

》対策 8-1　血液製剤準備・冠動脈造影を検討

出血の持続によりドレナージを行っても再度血液が貯留する場合には，血液製剤を準備する。穿刺によって冠動脈損傷をきたしている可能性も考え（図3）[2]，左右の冠動脈造影施行についても検討する。

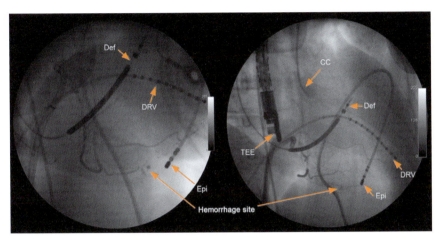

図3　穿刺による冠動脈損傷
Def：除細動リード
DRV：多極右室リード
Epi：心外膜マッピングカテーテル
TEE：経食道心エコープローブ
CC：冠動脈造影カテーテル
（文献2より引用改変）

》対策 8-2　血液製剤準備・外科的開胸術を検討

止血が困難な場合には外科的開胸術について検討する。

+1歩のアドバイス　肝臓損傷のリスク

腹部エコーで入念な確認を

心外膜穿刺は肝臓損傷をきたすリスクがある。日本人は比較的小柄な体格であり，穿刺の角度や方向によってはこのリスクが高まるわけであるが，穿刺前後，アブレーション治療中に特別な異常を認めなくとも，シースが肝臓を貫いて心嚢腔に挿入されているような場合では，シース抜去によって急速な腹腔内出血を生じる可能性がある。このため，治療が終了した段階でも気を抜かず，心嚢腔からのシースを抜去した後に再度腹部エコーを行い，出血が生じていないか確認したほうが安全であろう。

文献

1) Koruth JS, Aryana A, Dukkipati SR, et al：Unusual complications of percutaneous epicardial access and epicardial mapping and ablation of cardiac arrhythmias. Circ Arrhythm Electrophysiol 4：882-888, 2011.
2) Hsieh CH, Ross DL：Case of coronary perforation with epicardial access for ablation of ventricular tachycardia. Heart Rhythm 8：318-321, 2011.

chapter II 2 | 心室頻拍アブレーション

g 心タンポナーデ（心室頻拍に特有のもの）

東京慈恵会医科大学循環器内科　**徳田道史**

対策 0 P.158
術前対策

対策 1 P.159
心拍動の注意深い観察・心腔内エコーの併用

心嚢液（−） ┈┈┈┈┈┈┈┈┈┈┈┈ 心嚢液（＋）

P.18〜21
chapter I へ

対策 2 P.159
心嚢液の貯留を確認したら
・補液増量
・人を集める
・心嚢穿刺の準備をする

対策 3 P.159
心嚢液の増加，血圧低下（緊急事態）
・抗凝固薬の拮抗
・輸液，輸血
・心嚢穿刺 ドレナージ
・心臓外科への連絡

血行動態安定
手技終了
→ CCUへ

対策 4 P.160
血圧低下が遷延，ドレナージ量が減少せず
・心臓アシストデバイスの挿入
・外科的開胸術

発生原因

1. カテーテルによる心室壁への強すぎる圧迫
2. 高周波通電による心室壁の損傷（特にsteam pop）
3. 心外膜穿刺時のトラブル
4. 心外膜や冠静脈洞内焼灼中の冠動脈損傷
5. 経心房中隔アプローチ時の誤穿刺
6. 冠静脈洞内など心室以外の部位でのカテーテル操作による損傷

≫基礎知識　心室頻拍アブレーション中の心タンポナーデ

1 発生頻度

用語解説 **LVAD**
左室補助デバイス
(left ventricular assist device)

用語解説 **BiVAD**
両心室補助デバイス
(biventricular assist device)

　一般に心室壁は心房壁に比較し厚く頑丈であるため，心室頻拍アブレーション中の心タンポナーデの発生は，心房のカテーテルアブレーション中に比較してまれである。筆者らが米国Brigham & Women's病院における過去12年間の心室不整脈アブレーション症例を検証した結果，延べ1,152例のアブレーション症例のなかで，心タンポナーデをきたしたのは11例（1.0％）であった[1]。全例最終的に退院されたが，そのうち10例で緊急心嚢穿刺を施行し，2例で大動脈バルーンパンピング，1例でLVAD，1例でBiVAD，6例で外科的修復術を要した。

　そのうち心臓外科手術後の患者で心室穿孔が起こっている患者はおらず，外科手術による心外膜の癒着が心タンポナーデの発生を防いでいる可能性があった。心タンポナーデを起こした11例中6例で，発生に高周波通電中のsteam popが関連していると考えられ，steam pop発生時の出力は43.6±4.8Wであった。また焼灼中のsteam popにより心筋の解離が発生し，解離腔に血液が侵入し心筋内血腫となり開胸手術を要した症例が1例存在した（**図1**）。

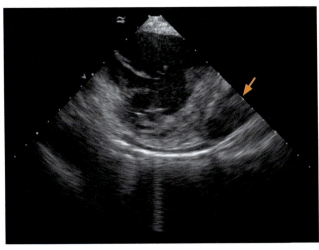

図1　左室心内膜の心室頻拍アブレーション中にpopを起こし心筋解離，心筋内血腫をきたした症例
右室に挿入された心腔内エコーにて左室下壁の心尖部寄りに血腫が確認された（→）。
（文献1より引用）

6例の外科修復例において確認された穿孔の発生部位は右室流出路が4例，右室自由壁が1例，左室後側壁が1例であった。右室壁のなかでは流出路が特に壁が薄く注意を要する。左室の壁は右室よりも厚いため穿孔が起こることはまれで，心室瘤などの特殊な例を除いて物理的な圧迫のみで穿孔が起こることはほぼない。**図1**に示すのは左室心内膜側のアブレーション中にpopを起こし，心筋内血腫を起こした症例である。

2 対策

心房アブレーション中の心タンポナーデは，ほとんどが補液・抗凝固薬の拮抗あるいは心嚢ドレナージで回復し，外科的修復術が必要になる例は非常にまれである。それに対し，心室アブレーション中の心室穿孔は，より重症化しやすく高率に外科的修復術が必要となることがわかる。原因として心室内の圧が心房よりも高く，いったん穿孔すると自然止血が困難であること，もともとアブレーションの対象患者に器質的心疾患を有する重症例が多いことが挙げられる。

≫対策 ❷ 早期発見のための術前対策

1 心嚢水の確認

術前より少量の心嚢水を有する場合があり，手術中に貯留したものかの判断がつきにくいことがあるので，術直前に心臓超音波検査にて心嚢水の量，心嚢腔の幅を確認しておく。また患者の心臓手術歴を確認しておく。

2 心拍動の記録・記憶

用語解説 ▶ LAO
左前斜位
(left anterior oblique)

透視上の心拍動は症例によりさまざまであるので，焼灼前の透視上の心陰影（特にLAO像の後壁側）の運動を記録かつ記憶しておく（**図2**）。

a：拡張期

b：収縮期

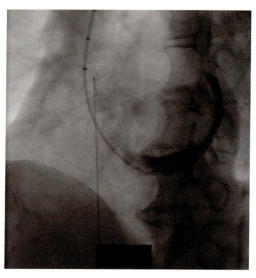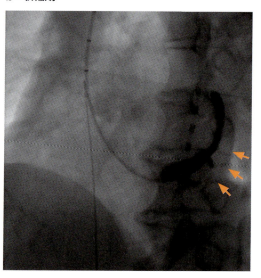

図2 冠静脈洞造影中の左前斜位の心陰影の動き
後壁側が収縮期に内側に収縮しているのがわかる。心嚢液が貯留すると，この拍動が消失する。

3 発生の予防

焼灼中のカテーテル抵抗値の変化に注意し，過度の低下や急激な上昇があった場合はsteam popの発生を考慮し通電を直ちに中止する．不要な通電，過度な通電を避ける．

》対策 1　心拍動の注意深い観察・心腔内エコーの併用

術中は透視上の心陰影の運動低下を注意深く観察する．特にLAOでの左房後壁の動きを注視する．撮影を定期的に行い，どの時点で心陰影の運動低下が認められたのかを振り返ることができるようにしておく．

経胸壁心エコーをそのつど行うのは煩雑であるので，心腔内エコーを積極的に使用し，心囊腔の状況をリアルタイムに観察しておくと発生の早期発見につながる．

》対策 2　心囊液の貯留を確認したら

- 心囊液の増加が認められる場合は，手技を停止し補液を増量し，血圧・脈拍・超音波所見の変化を観察する（**図3**）．
- 人員が少ない場合は人を集めておく．
- 心囊穿刺が施行できる体制を整える．

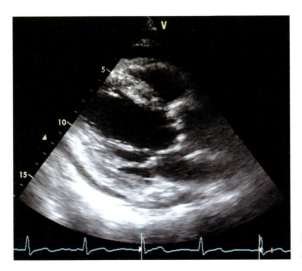

図3　経胸壁心エコー所見
心囊液の貯留を認める．

》対策 3　心囊液の増加・血圧低下（緊急事態）

- 抗凝固薬使用時はその拮抗を行う．ヘパリン使用時はプロタミン静注，ワルファリン内服時はビタミンK静注，直接作用型抗凝固薬を使用時は中和薬の使用（2017年3月の時点ではダビガトランのみ中和薬あり），手に入らない場合は血液因子製剤（プロトロンビン複合体，第Ⅶa因子製剤），新鮮凍結血漿（FFP）などを輸血する．
- 補液をアルブミン製剤などの浸透圧が高く血管内に貯留しやすいものに変更する．
- 血圧の低下がある，あるいは心囊液の貯留が収束しない場合は，直ちに心囊穿刺を行う．血圧が低下してからの心囊穿刺はより困難となるので貯留が収束しない場合は，血圧が低下していない場合も積極的に心囊穿刺を考慮する．心窩部あるいは肋間から迅速に

用語解説 ▶ FFP
新鮮凍結血漿
（fresh frozen plasma）

穿刺を行う．穿刺に成功したらワイヤーが2つ以上の心腔をまたがっていることを透視にて確認して(**図4**)，ピッグテールカテーテルを挿入する．冠静脈洞や心房の穿孔に比較し心嚢ドレナージのみで改善しないことも多いため，早い時点で心臓外科に一報を入れておく．

以上で改善がない場合は **≫対策❹** をとる．

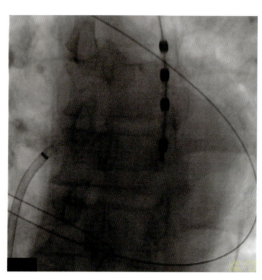

図4　心タンポナーデ確認後に心嚢内に挿入されたワイヤー
ワイヤーが弁とは一致しない部位を介して2つ以上の心腔をまたがっていることで，心室内へのワイヤー挿入の可能性を排除できる．

≫対策❹　血圧低下が遷延，ドレナージ量が減少しない

用語解説 ▶ IABP
大動脈内バルーンパンピング
(intraaortic balloon pumping)

用語解説 ▶ PCPS
経皮的心肺補助
(percutaneous cardiopulmonary support)

IABP，PCPSなどのアシストデバイスの挿入を考慮する．
　心嚢ドレナージの量が減少せず，止血が確認できない場合は外科的開胸術を依頼する．心室穿孔の場合，ドレナージで改善しない場合も多いので，開胸術を躊躇するべきではない．

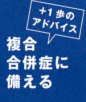
複合併症に備える

steam pop

steam popは，焼灼により組織温度が100℃を超えると組織内の水分が蒸発し水蒸気となり組織に貯留し圧が高まり，限界を超えると小爆発を起こすことである．pop時は術者にも「ポッ」という音が聞こえ，カテーテルにも振動が伝わる．ただし，小さなpopの場合は術者に感知できないこともあり，心腔内超音波のみで観察し得たsteam popの症例も報告されている(**図5**)[2]．

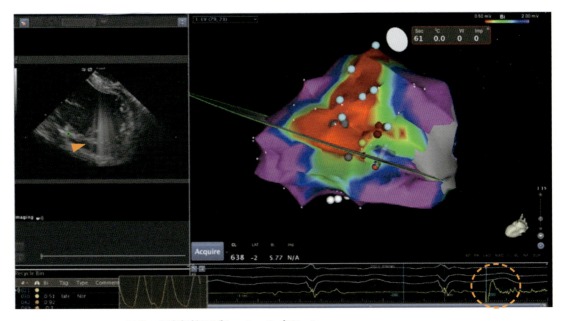

図5 心室頻拍アブレーション中の steam pop
pop の瞬間，心腔内エコーで pop 箇所より多量のバブルが発生している（▶）。pop 発生時には心内心電図にもノイズが認められる（◯内）。
（文献 2 より引用改変）

文献

1) Tokuda M, Kojodjojo P, Epstein LM, et al : Outcomes of cardiac perforation complicating catheter ablation of ventricular arrhythmias. Circ Arrhythm Electrophysiol 4:660-666, 2010.
2) Tokuda M, Tedrow UB, Stevenson WG : Silent steam pop detected by intracardiac echocardiography. Heart Rhythm 10 : 1558-1559, 2013.

chapter II
3 発作性上室頻拍・心房粗動に対するアブレーション

a 房室ブロック

東京医科大学循環器内科　里見和浩

```
AVNRT    ATP感受性    WPW症候群    His近傍    BBR
         心房頻拍     (Type C)     PVC
```

対策 **0**　P.163　房室ブロックの予防

房室ブロック

対策 1-1
P.163
AVNRT
・心室で焼灼
・150bpm >の補充調律では焼灼中止
・カテーテル先端を水平にPQ延長を伴うAVNRTでは，二重伝導路の存在を確認

対策 1-2
P.164
ATP感受性心房頻拍
・NCCから通電
・エントレインメントによる回路の入口での通電

対策 1-3
P.165
上中隔副伝導路
・洞調律中の通電
・三尖弁下からの通電

対策 1-4
P.167
心室期外収縮
・RCC, NCCのマッピング

対策 1-5
P.167
BBRT
・CRTへのバージョンアップ

対策 2　**P.167**
ブロックになってしまったら
・一過性ブロックでも24時間は一時的ペーシング
・ステロイド投与

手技終了
→ ICUへ

房室ブロックの原因となりうるアブレーション

❶ 房室結節リエントリー性頻拍（AVNRT）
❷ ATP感受性心房頻拍
❸ WPW症候群（Type C）
❹ 心室期外収縮
❺ 脚枝間リエントリー性頻拍

用語解説 ▶ AVNRT
房室結節リエントリー性頻拍（atrioventricular nodal reentrant tachycardia）

用語解説 ▶ ATP
アデノシン三リン酸（adenosine triphosphate）

用語解説 ▶ WPW
Wolff-Parkinson-White

≫ 基礎知識　房室ブロックの発症頻度

用語解説 ▶ PVC
心室期外収縮（premature ventricular contraction）

用語解説 ▶ BBRT
脚枝間リエントリー性頻拍（bundle branch reentry tachycardia）

アブレーションによる房室ブロックの発症頻度は低く，非常にまれな合併症である。AVNRTに対するアブレーション時に房室ブロックが発生するリスクは，1％以下といわれている[1]。房室結節との関連が指摘されているATP感受性心房頻拍や，解剖学的に房室結節に近接する副伝導においても，そのリスクは存在する。心室不整脈においては，上中隔起源のPVCにおいて，房室ブロックのリスクがある。特殊な例としては，もともと刺激伝導系に異常が存在するBBRTにおいて，健常な脚への焼灼により，ブロックに至る可能性がある。

≫ 対策 ❶　房室ブロックの予防

まず焼灼部位が房室結節に近接しているかどうかを正確に認識する必要がある。心房あるいは心室中隔において焼灼する際には，解剖学的に房室結節，His束，さらに右脚左脚がどこに分布しているかを，常に念頭に入れる。

次に，術前後での房室結節機能（不応期，1：1伝導）を測定しておく必要がある。焼灼中にも適宜測定を行い，機能低下が疑われた場合には，それ以上焼灼を行わない。

His束カテーテルを留置して，房室結節のマーキングを行う。3DマッピングによりHis束記録部位にタグをおいておくことも非常に有効である。留意すべきことは，「His束＝房室結節ではない」ことである。房室結節はHis束よりも心房側に存在し，直接，その電位を記録できないため，His束ECGを房室結節の代用としているにすぎないことを忘れてはならない。

用語解説 ▶ ECG
標準12誘導心電図（electrocardiogram）

≫ 対策 ❶-1　AVNRT

AVNRTアブレーション時のブロックの発生は，速伝導路（fast pathway）と遅伝導路（slow pathway）が近接している際に発生する。いわゆる解剖学的に遅伝導路が存在すると考えられるposterior extensionが，右房中隔になく，左房側にのみ存在する場合，通常の遅伝導路の位置では成功しにくい。Posterior extensionが合流する，よりanterior（房室結節側）で成功することも多い。このような場合には，3Dマップを用いて，His束をマークして，Hisからの距離を正確に把握して焼灼する。むしろ冠状静脈内で通電するほうが成功することもある。

房室結節は，より心室側で中心線維体（central fibrous body）に内包されるようになるため，障害を受けにくくなる。従って，できるだけ心室側（A波がきわめて小さい部分）で焼灼したほうがリスクは少ない。

AVNRTのアブレーションの際には，誘発目的でISPをしばしば使用するが，ISP使用中は心拍動が大きく，カテーテルの動きもそれに応じて大きくなるため，思わぬブロックの可能性がある。ISPの効果が十分落ちてから通電するべきである。また呼吸性のカテーテル位置の変動にも留意する。頭側を向いていると，呼吸によりAVNに近づくことがある。カテーテルはなるべく水平を保つようにする（**図1**）。

さらに，150bpm以上のより速い補充調律が出現したり，補充調律中の室房伝導が確認できないような際には，即刻，通電を中止できるよう，心内心電図から目を離さないようにする。

洞調律中にPQ延長を伴うAVNRTの場合には，房室結節の二重伝導路が存在を確認せず，遅伝導路をアブレーションしてはならない。

> **用語解説** ▶ **ISP**
> イソプロテレノロール
> （isoproterenol）

> **用語解説** ▶ **AVN**
> 房室結節
> （atrioventricular node）

a
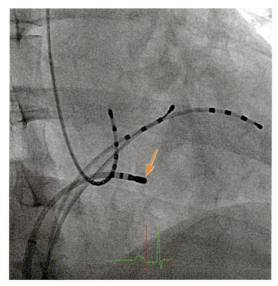

b
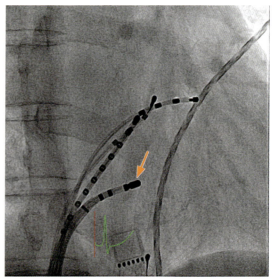

図1　AVNRTアブレーション時のカテーテル位置
a：➡のようにアブレーションカテーテルの先端を水平に保つように，シースの位置，カテーテルのカーブを調節する。
b：➡のように先端が上向きになると，呼吸性変動に伴い，房室結節に先端が近づいてしまう恐れがある。

》対策 1-2　ATP感受性心房頻拍（図2）

この頻拍の最早期部位（リエントリー回路の出口）は，房室結節周囲に存在することが多い。房室ブロックのリスクを避けるために，経大動脈的にNCCから通電することが有効であることが報告されている。しかし，NCCは解剖学的にちょうど房室結節の頭側に存在し，決して安全とはいえない。

最近，山部らにより，本頻拍のslow conductionへの入口（ペーシングにより，頻拍

> **用語解説** ▶ **NCC**
> 無冠尖
> （noncoronary cusp）

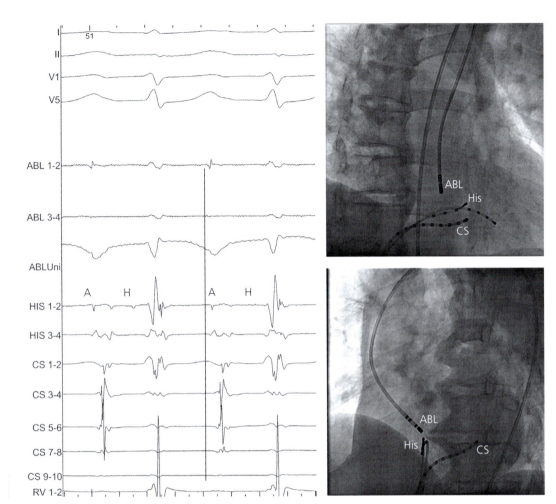

図2　ATP感受性心房頻拍のアブレーション成功部位の心内心電図とカテーテル位置
右房ではHis束が最早期部位（A）であり，二重電位が記録されている。経大動脈的に大動脈無冠尖に留置したアブレーションカテーテルが，ほぼ同等の早期性をもち，同部位の通電で，房室結節に影響を与えず，アブレーションに成功した。
ABL：アブレーションカテーテル，CS：冠静脈洞

が順行 [orthdromic] に捕捉される部分）が有効であることが報告されている。この方法では，房室結節から離れて部位で焼灼するため，ブロックのリスクが軽減できる[2]。

≫対策 ❶-3　上中隔副伝導路（図3）

いわゆるType CのWPW症候群における副伝導路のアブレーション時には，His束心電図がV波に埋没するため，His電位が認識しにくいことがある。心房期外刺激により副伝導路がブロックした際の，房室伝導時のHis束心電図の位置を確認しておく。逆行性伝導しかない不顕性WPWの際は，房室結節の順伝導を確認しながら，洞調律中に焼灼すべきである。

逆行性伝導の最早期部位（副伝導路心房端）と，順伝導時の最早期部位（心室端）を確認し，His束からより離れているほうをターゲットにするが，前述したように，心室側

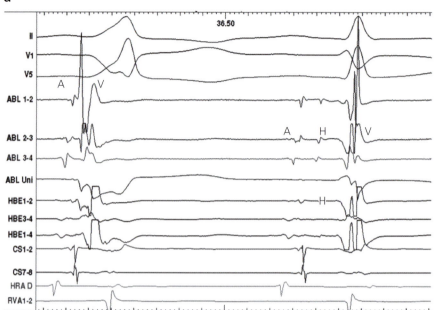

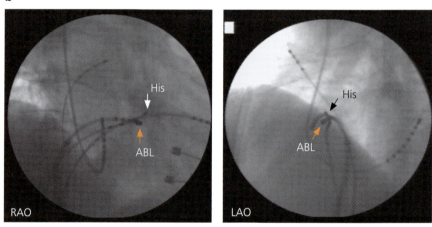

図3　前中隔副伝導路例における心内心電図（a）とカテーテル位置（b）
カテーテル刺激で一過性に副伝導路がブロックされた際の心内心電図を示す。1拍目ではデルタを認め，心房波（A），心室波（V）はそれぞれ近接している。2拍目の副伝導路がブロックになった際にはアブレーションの電位（ABL1-2）でHis束心電図（H）を認めている。透視上，アブレーションカテーテルがHis束に近接しているのがわかる。
RAO：右前斜位（right anterior oblique），LAO：左前斜位（left anterior oblique），ABL：アブレーションカテーテル

の通電がより安全である。上大静脈からアプローチして，カテーテルを心室側で反転させ，三尖弁輪の弁下から焼灼するアプローチもある。ATP感受性ATと同様に，NCCから焼灼する方法も報告されているが，副伝導路の走行に影響されるため，効果は限定的である。

用語解説　AT
心房頻拍
（atrial tachycardia）

▶対策 1-4　心室期外収縮

用語解説 ▶ RCC
右冠尖
(right coronary cusp)

　三尖弁上中隔起源の心室期外収縮のアブレーション時には，最早期部位の同定を慎重に行う．RCC，NCCのほうが，早期性が良好な場合もある．決して右室のみの情報で焼灼を始めてはならない．

▶対策 1-5　BBRT

用語解説 ▶ ICD
植込み型除細動器
(implantable cardioverter defibrillator)

用語解説 ▶ CRT-D
両室ペーシング機能付き植込み型除細動器（cardiac resynchronization therapy defibrillator)

　BBRTは右脚と左脚を大きく旋回するリエントリー性頻拍である．BBRTと診断されれば，右脚，あるいは左脚を焼灼することでアブレーションは成功する．左脚は解剖学的に扇状に分布するため，1本の伝導路である右脚のほうがアブレーションは容易である．しかし，もともと，右脚ブロックを呈する例では，右脚への通電により，房室ブロックとなる可能性がある．多くの例では基質的心疾患合併例であり，ICDあるいはCRT-Dが挿入されていることが多いため，心室頻拍出現のリスクと，心室ペーシング依存になることによる血行動態への影響を勘案して決定する．

▶対策 2　ブロックになってしまったら

　房室ブロックになったら即座に焼灼を中止し，バックアップペーシングを開始する．手技中に自然回復することもあるが，24時間は一時的ペーシングを置いて，手技を終了する．組織学的変化により，遅延性にブロックが発生する可能性があるからである．

文献

1) Clague JR, Dagres N, Kottkamp H, et al：Targeting the slow pathway for atrioventricular nodal reentrant tachycardia: Initial results and long-term follow-up in 379 consecutive patients. Eur Heart J 22：82-88, 2001.
2) Yamabe H, Okumara K, Morihisa K, et al：Demonstration of anatomical reentrant tachycardia circuit in verapamil-sensitive atrial tachycardia originating from the vicinity of the atrioventricular node. Heart Rhythm 9：1475-1483, 2012.

chapter II 3 発作性上室頻拍・心房粗動に対するアブレーション

b 心タンポナーデ

東京都立広尾病院循環器科　深水誠二

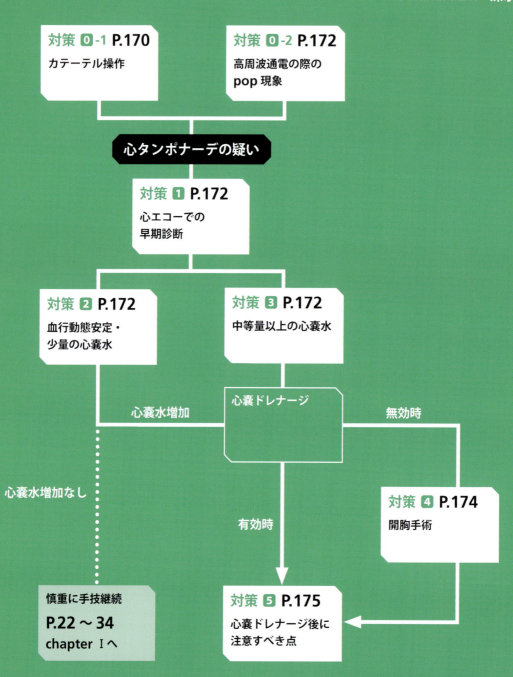

発生原因

1. 冠静脈洞カテーテル挿入に伴う血管損傷
2. カテーテルによる右房壁損傷
3. カテーテルによる右室穿孔
4. 高周波通電の際のpop現象による心筋裂傷

基礎知識 心タンポナーデとは

　心タンポナーデはカテーテルアブレーション中に発生する重篤な合併症のなかで頻度が高く，適切な対処が行われない場合は死亡することもある。発作性上室頻拍あるいは通常型心房粗動のアブレーションの場合は，心房中隔穿刺を行う心房細動アブレーションに比べると発生頻度は高くはないが，起こりうる合併症として予防法および対処法を学んでおく必要がある。

　心タンポナーデの早期発見のために右心系のみのカテーテルアブレーションにおいても術中の直接動脈圧モニターは必ず行う。透視に注目することも重要で，心嚢水が貯留してくると左前斜位での冠静脈洞カテーテルと心陰影との距離が離れてくることにより早期発見につながることがある。

+1歩のアドバイス　血圧変化を見逃さない

奇脈（図1）

　収縮期血圧が吸気によって有意に低下するという特徴的な血圧変化である。吸気時に呼気時より収縮期血圧が10mmHg以上低下する。心タンポナーデによる心膜腔内圧上昇により，吸気時に左室拡張不全となり静脈灌流障害が起こるため心拍出量低下が起こるために奇脈が生じる。

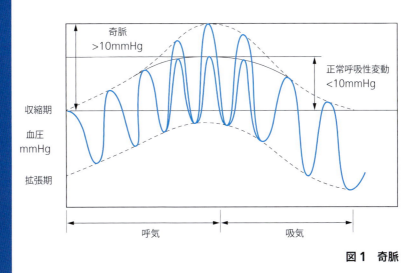

図1　奇脈

≫対策 ❶-1　カテーテル操作

1 冠静脈洞カテーテル挿入（図2a〜d）

　冠静脈洞カテーテルを挿入するときにはマーシャル静脈や左室枝が分枝しているところにカテーテル先端がひっかかり，無理に挿入しようとすると血管損傷を起こすことがある。冠静脈洞内の静脈弁のせいで挿入困難なときも静脈解離を起こす恐れがあり，カテーテル先端が進まないときは先端ルーメン付きであれば造影剤による確認を行うか，ガイドワイヤーを先行させて慎重に進めることが重要である。

　冠静脈穿孔に気付かずにいても，留置したままカテーテルアブレーションを遂行することができてしまうかもしれない。その場合は，カテーテル抜去後に穿孔部位から出血が始まり，遅れて心タンポナーデとなることも想定される。帰室後のバイタルサインが急変した場合は，帰室時の心エコーに問題がなくても，速やかに心嚢水有無の再検が必要である。

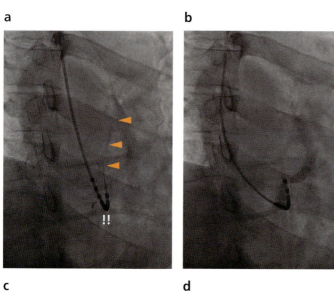

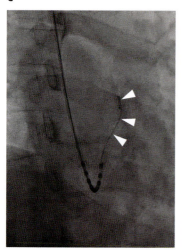

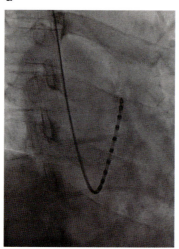

図2　冠静脈洞カテーテル挿入では分枝に注意

図はすべて RAO。
a：CS カテーテルを挿入するときに，先端がマーシャル静脈（▶）に迷入してしまうと，無理に進めることはタンポナーデの原因となりうる。
b：マーシャル静脈から先端を外して造影すると，屈曲の強い冠静脈であることがわかった。
c：ガイドワイヤーを本幹に沿って遠位部まで挿入する（▷）。
d：ガイドワイヤーと造影を併用し，正しく CS カテーテルが挿入できた。
RAO：右前斜位（right anterior oblique）
CS：冠静脈洞（coronary sinus）

2 右房内電極カテーテルによる心房壁損傷

右房内のカテーテル操作では右心耳に電極カテーテルを留置する場合や，三尖弁輪へHaloカテーテルを留置する場合での心房壁損傷に注意が必要である．いずれも先端が進まないときに無理な力を加えないことが基本である．右房内は櫛状筋が発達している部位などでは，カテーテル先端が引っかかりやすいことも原因となるので「押してダメなら引いてみる」ことが安全である．

3 右室カテーテルによる心室穿孔

上室性頻拍の場合，右室へ電極カテーテルを留置する場合は右室心尖部に留置することが多いが，右室心尖部は思っているほど心筋壁は厚くないことを知っておく必要がある．また，右室心尖部に留置しようとして三尖弁輪のところでカテーテルが進みにくいときに，少し押し込むようにしたとき，カテーテルがまっすぐ右室流出路に突き進んでしまうことがある．この場合は右室流出路に穿孔をきたす可能性がある（**図3a〜c**）．また，Haloカテーテルを心房内で操作しているときにも先端が心室に進んでしまうこともあり注意が必要である．

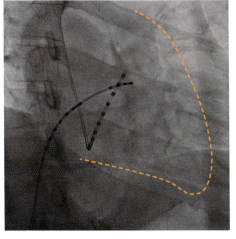
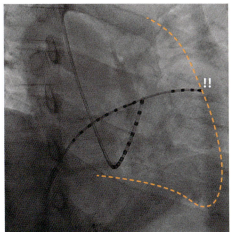
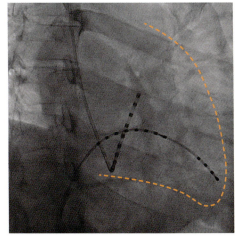

図3 右室カテーテルによる心室穿孔に注意
a：His束・右室の電位記録用His.RVカテーテルを挿入するとき，三尖弁あるいはHis束近傍で先端が引っかかってしまうことがある（---は右室を示す）．
b：先端が引っかかっているのにもかかわらずそのまま押し進めると，先端がはねて右室流出路に真っ直ぐ突き進んでしまうことがあり，穿孔の原因となりうる．
c：先端をフリーにしながらデフレクションをかけることで，正しく右室心尖部にカテーテルを留置できた．

》対策 ❶-2　高周波通電の際のpop現象（図4）

　Pop現象とは，高周波通電により心筋組織内の水分が沸騰し水蒸気爆発（steam pop）を起こす現象であり，心筋破裂時に「ポンッ」と術者にも聞こえるような音が発生することもありaudible popともいわれる。心筋内膜側のみに裂傷が生じた場合では心タンポナーデとなることはなく済むが，慎重な経過観察が必要である。予防としては適切な出力や温度設定が重要で，インピーダンスの過度な低下（18Ω以上の低下）はその後のインピーダンス上昇が起こる前兆である[1]。インピーダンスの急激な上昇（インピーダンスライズ）をきたした場合は，即座に通電を中止する。イリゲーションカテーテルを用いる場合は，温度やインピーダンスの変化でのpop予測が困難なことがあることが知られており[2]，出力設定やカテーテルと組織とのコンタクトフォースにも注意が必要である。

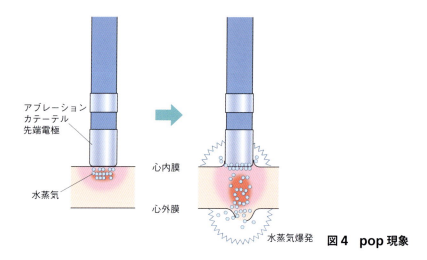

図4　pop現象

》対策 ❶　心エコーでの早期診断

　心タンポナーデを疑った場合は速やかに心エコーで心嚢水貯留の有無を確認する。左房アプローチを行わない上室頻拍や通常型心房粗動の場合は，術中に心腔内エコーで心嚢水をモニタリングすることは通常ないため，術前の心エコーで心嚢水有無を確認しておく必要がある。

》対策 ❷　血行動態安定・少量の心嚢水

　術前と変化ない生理的な範囲内の心嚢水や，原因が想定できる右心系からの出血による心嚢水貯留の場合は，血行動態が安定している場合に限り慎重に手技を進めることも可能なことがある。心嚢水が増加した場合は心嚢ドレナージを行う。

》対策 ❸　中等量以上の心嚢水

❶ 緊急事態発生の宣言と人員要請

　心タンポナーデと診断したら速やかに周囲に緊急事態であることを周知し人員を要請する。当院では心カテ室での緊急事態発生時コール体制を日中用と夜間用の2パターン

準備しており，迅速に対応できるよう危機管理体制を構築している。

2 呼吸管理・急速補液・ACT測定・昇圧剤投与

心嚢ドレナージを準備するのと並行して患者の状態を把握し呼吸・血圧を保つよう処置を行う。急速補液を開始し，またACTを測定すると同時に血液ガスを含めた採血も行う。ドレナージによる心タンポナーデの解除が最優先されるが，一時的には昇圧剤を使用することもある。

用語解説 ▶ ACT
活性化全血凝固時間
（activated clotting time）

3 経皮的心嚢ドレナージ（図5）

通常，心窩部からの心嚢ドレナージが行われるが，肝臓あるいは消化管がかぶっている場合などや穿刺困難例では心尖部アプローチも考慮する。

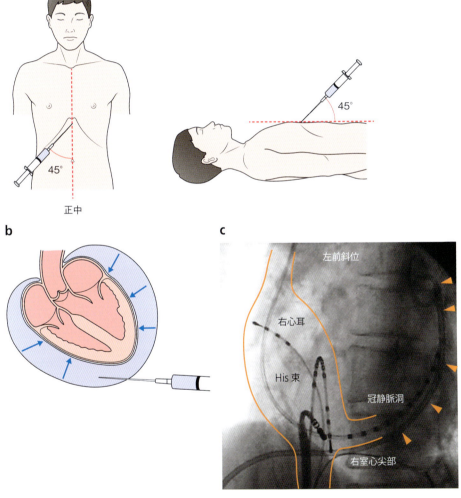

図5　経皮的心嚢ドレナージ
a：心嚢ドレナージキットを用いて心窩部から烏口突起に向かって45°の角度で陰圧をかけながら穿刺する。
b：血性心嚢水が引けたらガイドワイヤーを挿入する。
c：右室穿刺を避けるために左前斜位でガイドワイヤーが心陰影に沿って走行していることを確認してから，心嚢ドレナージカテーテル（▶）を挿入する。心膜が硬く挿入しづらいときはダイレーターを用いて拡張する。

4 抗凝固薬リバース

用語解説 ▶ DOAC
直接作用型抗凝固薬
(direct oral anticoaglant)

プロタミンによるヘパリンリバースを行うとともに，ワルファリン継続中の場合はビタミンKによる中和を行う。DOACに対する中和薬は現在開発中であるが，市販後は常備しておくことが望ましい。

5 FFP，PCC投与

用語解説 ▶ PCC
プロトロンビン複合体濃縮製剤
(prothrombin complex concentrate)

用語解説 ▶ FFP
新鮮凍結血漿
(fresh frozen plasma)

ワルファリン投与継続中の大出血においてこのような血液製剤が用いられることがある。PCCはFFPより早期に延長した抗凝固状態を中和することができるとされているが筆者は使用経験はない。

≫対策 4 開胸手術

1 ドレナージ後の持続出血

心囊ドレナージで800〜1,000mL以上の血性心囊水が一気に排出されたときは，心囊水消失後も血行動態が再度不安定となることがある。原因として循環血液量減少に伴うショックの可能性があり，輸血が必要となるが持続的な出血を認めた場合は開胸手術の準備を行うと同時に，自己血回収装置(Cell Saver® Elite®)（**図6**）での自己血輸血で循環血流量を保つことも考慮する[3]。

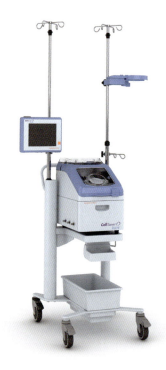

図6　自己血回収装置
（Cell Saver® Elite®）
（ヘモネティクス社提供）

2 ドレナージ無効時

一般的にカテーテルアブレーション術中の心タンポナーデ時は，正しく心囊内にドレナージカテーテルが入っている場合は，凝固によりドレナージが無効となることは少ないが，ドレナージが無効な場合は開胸手術を準備するとともに，別の角度での心囊ドレナージ追加も考慮する。

≫対策 5　心囊ドレナージ後に注意すべき点

1 心囊ドレナージに伴う合併症対策

心囊ドレナージの合併症として右室穿刺，冠動脈・冠静脈損傷，横隔膜下血管損傷，肝臓穿刺，消化管穿孔などが挙げられる。これらは心囊水消失後も貧血が進行したりCTで腹水貯留などを認めたりすることで診断される。

2 心囊ドレナージ後心膜炎予防

心タンポナーデ後の心膜炎予防のため，ドレナージカテーテルからメチルプレドニゾロン1mg/kgの投与を行うことが有効である。出血のコントロールがつけば，多くは翌日にはドレナージカテーテルは抜去可能となるが，遅延性心タンポナーデの原因の多くは心膜炎であるため，NSAIDsやコルヒチンの経口投与で予防することが推奨される。

用語解説　NSAIDs
非ステロイド性抗炎症薬（nonsteroidal anti-inflammatory drugs）

文献

1) Seiler J, Roberts-Thomson KC, Raymond JM, et al：Steam pops during irrigated radiofrequency ablation: Feasibility of impedance monitoring for prevention. Heart Rhythm 5：1411-1416, 2008.
2) Ikeda A, Nakagawa H, Lambert H, et al：Relationship between catheter contact force and radiofrequency lesion size and incidence of steam pop in the beating canine heart: Electrogram amplitude, impedance, and electrode temperature are poor predictors of electrode-tissue contact force and lesion size. Circ Arrhythm Electrophysiol 7：1174-1180, 2014.
3) Venkatachalam KL, Fanning LJ, Willis EA, et al：Use of an autologous blood recovery system during emergency pericardiocentesis in the electrophysiology laboratory. J Cardiovasc Electrophysiol 20：280-283, 2009.

chapter II 3 | 発作性上室頻拍・心房粗動に対するアブレーション

C 治療困難な副伝導路への対処

東京都立広尾病院循環器科　**深水誠二**

対策 1　P.177
不十分なリージョン形成

対策 2　P.179
局所電位の解釈困難

対策 3　P.182
非典型的な走行

対策 4　P.184
解剖学的異常

対策 5　P.184
ハイリスク部位

対策 6　P.184
頻拍機序診断の誤り

発生原因	❶ 不十分なリージョン形成 ❷ 局所電位の解釈困難 ❸ 非典型的な走行 ❹ 解剖学的異常 ❺ ハイリスク部位 ❼ 頻拍機序診断の誤り

≫対策 ❶ 不十分なリージョン形成

高周波カテーテルアブレーションの際に治療に難渋する一般的な原因[1]の1つに，高周波通電による心筋焼灼巣（リージョン）が十分作製できないことが挙げられる。これは副伝導路アブレーションに限ったことではないが，以下の方法で副伝導路アブレーション時にトラブルシュートできることがある。

❶ アプローチの変更（図1）

左側副伝導路では経大動脈アプローチか，経心房中隔アプローチかでカテーテルの安定性やコンタクトが変化する（図1a）。右側副伝導路の際には，前壁などでは下大静脈アプローチから上大静脈アプローチへ変更するのも手である（図1b）。

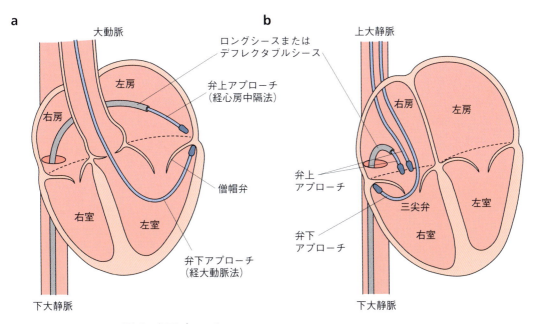

図1 各アプローチ
a：左側副伝導に対する経大動脈逆行性弁下アプローチおよび経心房中隔弁上アプローチ。
b：右側副伝導に対する経下大静脈弁上アプローチ（ロングシースまたはデフレクタブルシースの使用を推奨）および経上大静脈アプローチによる後壁の弁上アプローチと前壁・側壁の弁下アプローチ。

2 弁上アプローチまたは弁下アプローチへの変更（図1）

良好な焼灼巣が得られない原因の1つにクーリング効果不足のための出力制限がある。弁下アプローチでは血流の乏しい弁輪直下にカテーテル先端がはまり込むと電極温度は上昇するが出力は抑えられてしまうこととなる。この場合，弁上アプローチに切り替えると血流が豊富でクーリング効果が期待でき，十分な出力を出すことができる。逆に弁上アプローチではカテーテルの安定性が不良であることが欠点となり，通電中のdislodgeやコンタクト不良が問題となることがある。

3 ロングシース・デフレクタブルシースの使用（図2）

右側副伝導路の際にはロングシースを用いることでカテーテルのコンタクトおよび安定性が良好となる。従来どおりSRシリーズをカーブにあわせて選択することもあるが，デフレクタブルシースがきわめて有効である。

a　ロングシース（SRシリーズ）

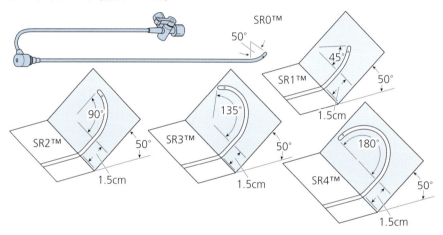

b　デフレクタブルシース（AGILIS®）

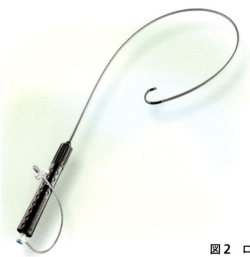

図2　ロングシースとデフレクタブルシース
（日本光電工業社提供）

4 コンタクトフォースセンサー付きアブレーションカテーテルの使用（図3）

組織とアブレーションカテーテルのコンタクトが不良であると，十分なリージョン形成が期待できない。コンタクトフォースセンサー付きのアブレーションカテーテルが副伝導路アブレーションでも有用である。

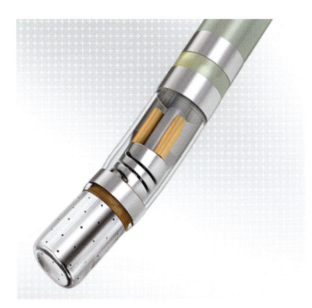

図3　コンタクトフォースセンサー付きイリゲーションカテーテル
（ジョンソン・エンド・ジョンソン社提供）

5 イリゲーションカテーテルの使用

用語解説 ▶ CS
冠静脈洞
（coronary sinus）

弁下アプローチの際やCS内での通電ではイリゲーションカテーテルを用いると一定の出力を出しながら通電することが可能となる。ちなみに，現在筆者らの施設では原則全例コンタクトフォースセンサー付きイリゲーションカテーテル（リーチの異なるD/Fカーブ）を使用している。

≫対策 2　局所電位の解釈困難

副伝導路アブレーションで最も重要なことは，副伝導路の局在を心内電位指標にマッピングすることであり，心房波，心室波および副伝導路電位の解釈がとても重要となる。

1 順行性・逆行性の両方向伝導をマッピング

用語解説 ▶ WPW症候群
Wolff-Parkinson-White症候群

顕性**WPW症候群**では，洞調律あるいは心房ペーシング下での順行性伝導のマッピングと心室ペーシング下での逆行性伝導のマッピングを行い，双方の最早期興奮部位を比較する。両者にずれがなければ問題ないが，斜走副伝導路の場合は両者が大きく離れることがある（**図4**）。

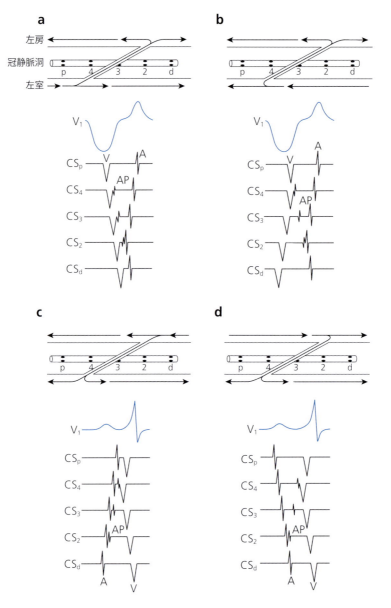

図 4　斜走副伝導路における順行性・逆行性の両方向伝導のマッピング

a：心室近位部からのペーシング。左室の近位部からの心室興奮（右室後中隔ペーシング）は，CS 近位部から遠位部に伝導し，副伝導路には CS_4 から侵入し，CS_2 で心房端に達する。心房興奮は CS 遠位部へ伝導する興奮前面と，U ターンして近位部方向へ伝播する興奮前面とに二手に分かれる。

b：心室遠位部からのペーシング。**a** と逆方向からの心室興奮（右室流出路ペーシング）では CS_4 から副伝導路に U ターンして興奮が侵入し，**a** と同じ CS_2 で心房端に達する。斜走のため最早期心房興奮部位である CS_2 における VA 間隔は **a** より **b** で延長している。最も理想的なアブレーションターゲットとなる CS_3 では **a** より **b** で明瞭に副伝導路電位が記録されているが，最早期心房興奮部位の CS_2 では，明瞭でないことに注意。

c：心房遠位部からのペーシング。心房からのペーシングでは最早期心室興奮部位は CS_4 であり，副伝導路の斜走のため心室ペーシング時の最早期心房興奮部位（CS_2）と一致していない。心房遠位部からのペーシングでも心室ペーシングと同様，斜走の方向と同方向からの伝導は副伝導路電位が分離しづらい。

d：心房近位部からのペーシング。斜走のため伝導が U ターンするような心房近位部からのペーシングによって副伝導路電位および最早期心房興奮部位が分離されやすくなる。

AP：副伝導路電位，A：心房波，V：心室波，p：近位，d：遠位

2 心房波と心室波および副伝導路電位の分離

副伝導路の付着する部位での局所電位は心房波と心室波が連続して記録されることが多く，ペーシングによる電位の分離が必要となる。顕性WPW症候群の場合は，心房ペーシングにより順行性副伝導路の不応期となる連結期で刺激を行い，心房波と心室波を区別することができる。逆行性伝導も同様に心室ペーシングで逆行性副伝導路の伝導ブロックを作ることで心室波と心房波を鑑別することができる（**図5**）。また，心房心室同時刺激時とどちらか一方のみの刺激時の電位を比較することも有用である（**図6**）。

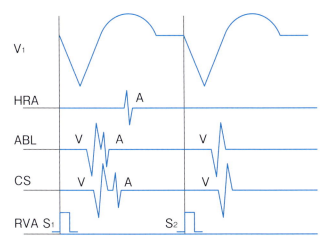

図5　逆行性副伝導路の伝導ブロック
心室ペーシングで逆行性副伝導路の伝導ブロックを作ることで，心室電位と心房電位を鑑別することができる。S_1は右室心尖部からのペーシングで逆行性心房興奮を伴っているが，S_2の連結期では副伝導路の逆行性伝導ブロックのため心房波が消失している。両者の波形を比較すると，どれが心室波でどれが心房波なのかを鑑別することができる。
V_1：体表面V_1誘導，HRA：高位右房，ABL：アブレーションカテーテル，RVA：右室心尖部，A：心房波，V：心室波，S：ペーシング刺激

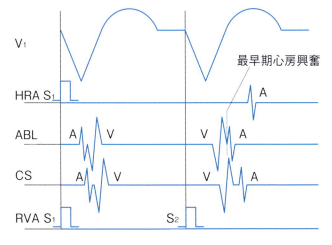

図6　心房心室同時/片方刺激時の電位比較
S_1は心房と心室の同時刺激を行っており，S_2は心室のみのペーシングである。S_1では心房刺激による心房興奮が心室波の前に到達しているが，S_2では心房興奮は副伝導路を逆行性に伝導しているため心室興奮の直後に認められる。副伝導路の逆行性最早期心房興奮がアブレーションカテーテルで記録されているのがわかる。
V_1：体表面V_1誘導，HRA：高位右房，ABL：アブレーションカテーテル，RVA：右室心尖部，A：心房波，V：心室波，S：ペーシング刺激

3 ユニポーラ電位波形に注目

左側副伝導路では最早期心室興奮部位のマッピングではユニポーラ電位波形に注目するとよい。PQSパターンとなる部位は副伝導路心室端である。

4 ダメージを受けた部位での電位解釈に注意する

再発例での局所電位は以前の焼灼の影響で心内電位波高が減高し，早期性が判別しづらくなっていることが多い。また，初回セッション中でも無効通電を繰り返したのちの組織は浮腫のため電位記録も明瞭でなくなり，また焼灼効果も不十分となることがある。

5 明らかに遅い部位も広くマッピングする

中隔副伝導路では右側・左側・CSとあらゆるアプローチからのマッピングを考慮する。心房波と心室波が連続したような局所電位が得られない場合では，意外な部位に副伝導路が付着していることも想定し，ある程度広い範囲のマッピングを行うとよい。

» 対策 ❸ 非典型的な走行

1 複数副伝導路

左側後壁〜後中隔の副伝導路において，最早期心房興奮部位で副伝導路が離断されても新たに別の早期性を有する副伝導路に伝導が乗り替わることがある。このような複数の心房端を有する例では，CS内からの心室端マッピングが有効なことがある。

2 斜走副伝導路

副伝導路は房室間溝に必ずしも直交しているわけではなく，多くの場合，心房端と心室端の部位は（左前斜位でみると）若干ずれており，斜走（slant or oblique course）を呈している。心房端と心室端が大きく離れている斜走副伝導路では，両側方向からのペーシングが有用である[2]。心房波と心室波の間隔がより広がる方向からのペーシングで副伝導路電位が明らかとなることがある（**図4**）。

3 心外膜副伝導路

後中隔副伝導路のなかにはCS，冠静脈分枝，CS憩室からのみ離断に成功する心外膜副伝導路の場合がある[3]（**図7，8**）。また，きわめてまれだが，心耳心室間の副伝導路が報告されている[4]。

4 Mahaim束[5]

Mahaim束は，減衰伝導特性を有し順行伝導のみ呈する特殊な副伝導路である。一

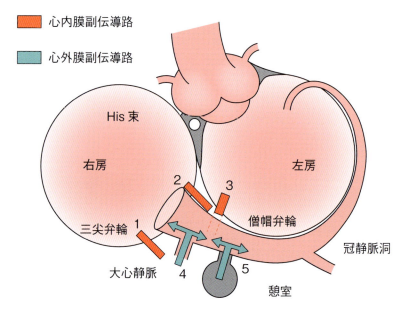

図7 後中隔副伝導路のバリエーション

1. 右側房室間副伝導路
2. 右房左室間副伝導路（房室中隔を介した伝導路）
3. 左側房室間副伝導路
4. 冠静脈洞筋鞘（CS musculature）を経由し大心静脈（middle cardiac vein ; MCV）または後冠静脈（posterior coronary vein ; PCV）から左室へ伝導する心外膜副伝導路
5. 冠静脈洞憩室（CS diverticulum）へ接続する心外膜副伝導路

用語解説　AVRT
房室回帰性頻拍
（atrioventricular reciprocating tachycardia）

一般的にはatriofascicularあるいはatrioventricularのパターンを「Mahaim束」ということが多い。逆伝導がないため，頻拍時はantidromic AVRTとなり，左脚ブロック型wide QRS頻拍となる。丁寧なマッピングを行わないと容易にbumpすることも多く，Mahaim電位のマッピングには3Dマッピングシステム使用が推奨される。三尖弁輪での心房端あるいはMahaim電位の同定が困難な場合は，最短AV時間となる部位のマッピングを行うことも有用である。心室端のマッピングも行われるがbroadbandとなっていることも多く離断に難渋することも多い。

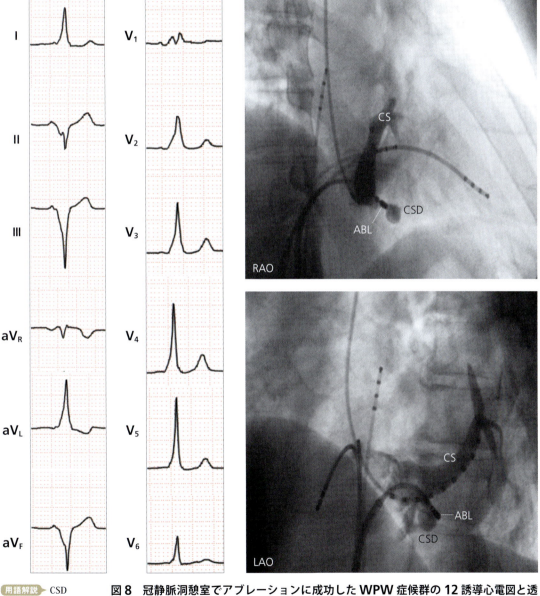

用語解説　CSD
冠静脈洞憩室
（coronary sinus diverticulum）

図8　冠静脈洞憩室でアブレーションに成功したWPW症候群の12誘導心電図と透視像
II誘導・III誘導で陰性のデルタ波を認める。

≫対策 4　解剖学的異常

1 Ebstein奇形（図9）

副伝導路症例では，術前の心エコーで必ず否定しておく。Ebstein奇形に合併する副伝導路は，複数副伝導路やMahaim束を合併する例も多いことを知っておく。

2 左上大静脈遺残（図10）

経胸壁心エコーでも，左上大静脈遺残に伴う拡大したCSが確認できる。拡大したCSでのマッピングは僧帽弁輪から離れているため有用ではなく，基本どおり僧帽弁輪のマッピングを行うことが成功への近道である。

≫対策 5　ハイリスク部位

1 前中隔副伝導路・中中隔副伝導路における房室ブロック

前中隔・中中隔の副伝導路アブレーションでの最も重大なリスクは，房室ブロックである。接合部調律が出現すれば通電は中止し，カテーテル位置変更が必要となる。右脚ブロックが出現した場合は，より近位部へのカテーテル位置変更を行う。右心系からの焼灼が困難あるいはハイリスクのときは，無冠尖からの通電を行う。至適通電部位でHis束電位が記録され通電不可と考える場合には，クライオアブレーションが考慮される。

なお，同部位の副伝導路はカテーテル操作時のbumpがよく生じるため，丁寧なカテーテル操作が必要である。Bumpで副伝導路ブロックが起きてしまった場合，同部位で待機（ときに1時間以上）するか，同部位で通電する対策が取られる。

2 CS・CS憩室における冠動脈狭窄のリスク

CSまたはCS憩室からの通電においては，併走する冠動脈への障害を避けるために，冠動脈造影で2mm以上離れている部位でイリゲーションカテーテルによる15Wまでの通電とする。2mm以内の場合はクライオアブレーションが考慮される。

≫対策 6　頻拍機序診断の誤り

AVRTに房室結節リエントリー性頻拍や心房頻拍など，そのほかの頻拍が合併することはまれではなく，副伝導路がバイスタンダーになっていることがあるため注意を要する。

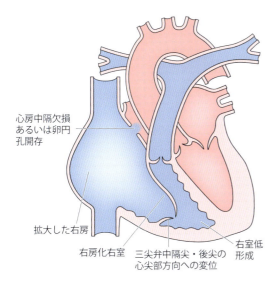

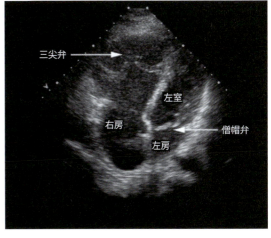

図9　Ebstein 奇形（Epstein's anomaly）

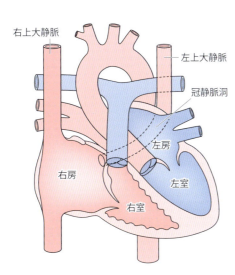

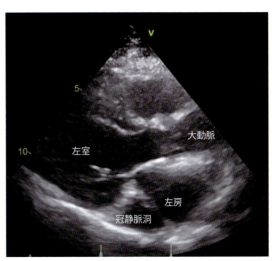

図10　左上大静脈遺残

文献

1) Morady F, Strickberger A, Man KC, et al：Reasons for prolonged or failed attempts at radiofrequency catheter ablation of accessory pathways. J Am Coll Cardiol 27：683-689, 1996.
2) Otomo K, Gonzalez MD, Beckman KJ, et al：Reversing the direction of paced ventricular and atrial wavefronts reveals an oblique course in accessory av pathways and improves localization for catheter ablation. Circulation 104：550-556, 2001.
3) Sun Y, Arruda M, Otomo K, et al：Coronary sinus-ventricular accessory connections producing posteroseptal and left posterior accessory pathways：Incidence and electrophysiological identification. Circulation 106：1362-1367, 2002.
4) Soejima K, Mitamura H, Miyazaki T, et al：Catheter ablation of accessory atrioventricular connection between right atrial appendage to right ventricle: A case report. J Cardiovasc Electrophysiol 9：523-528, 1998.
5) Chen H, Al-Ahmad A, Hsia HH, et al：Ablation of atriofascicular "Mahaim fiber" accessory pathways and variants. in "Catheter ablation of cardiac arrhythmias (2nd edition)". (Shoei K, Huang S, Wood MA ed), Elsever, Philadelphia, 2011, p408-424.

chapter II 3 発作性上室頻拍・心房粗動に対するアブレーション

d 治療困難な心房粗動への対処

東京医科大学循環器内科 里見和浩

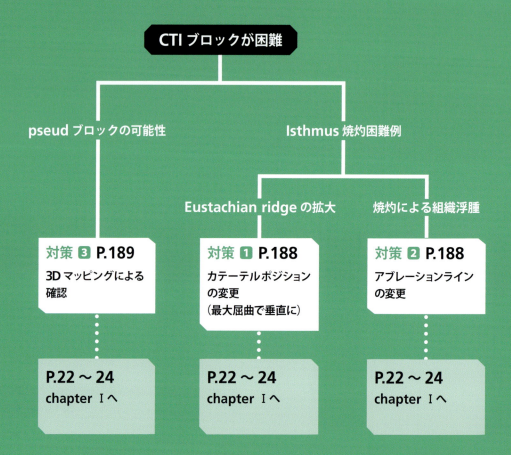

発生原因	❶ 解剖学的理由（ポーチ，あるいは Eustachian ridge） ❷ 焼灼による浮腫（dull な電位は組織浮腫を反映する） ❸ 分界稜伝導によるブロック判定困難例

≫ 基礎知識　CTI の解剖学的特徴とアブレーション

用語解説 ▶ CTI
三尖弁－下大静脈間峡部
(cavo tricuspid isthmus)

　心房粗動のアブレーション部位であるCTIの解剖は一様でない。Wakiらは，峡部の解剖を検討し，櫛状筋の走行が均一なパターンと不均一なパターンに分けられることを示した。さらに，心筋が均一に分布するタイプと，一部欠損するタイプがあることも報告している。こういった心筋の走行が伝導の不均一（anisotropic conduction）をきたし，心房粗動の不整脈基質を呈すると考えられている[1]。

　この解剖学的特徴は，アブレーションの難易度にも関連している。心筋が一部欠損している場合には，三尖弁から下大静脈まで線状焼灼が不要で，少ない焼灼回数でブロックが可能であるのに対し（**図1**），均一に心筋が走行している場合には，線状焼灼が必要になる（**図2**）。

　さらに，アブレーションを困難にする要素は，Eustachian ridge の存在がある。Eustachian ridge は isthmus の下大静脈側に横方向に走行する構造物である。大きな Eustachian ridge は，心房側に突出しており，カテーテルのコンタクトが困難であるとともに，底部と比較して，心筋が厚いため，焼灼が容易ではない（**図3**）。

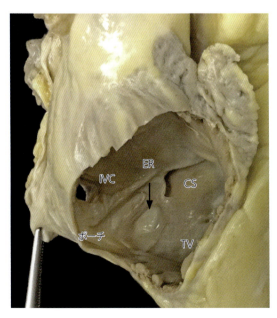

図1　三尖弁－下大静脈間峡部の解剖1

➡で示す部位は，陥凹状になっており，心筋も薄く，いわゆるポーチとなっている。このような場合は比較的少ない焼灼回数で済むことが多い。ポーチ内の焼灼の際には穿孔のリスクがあり，注意を要する。
CS：冠静脈洞，ER：Eustachian Ridge，IVC：下大静脈，TV：三尖弁

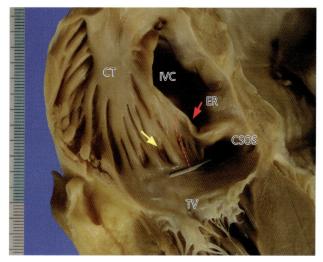

図2　三尖弁-下大静脈間峡部の解剖2
----の部分がアブレーションを施行するライン。IVC側に突出するEustachian ridge (ER：➡)を認める。櫛状筋が複雑に走行しており，櫛状筋が欠損部分では，isthmusは陥凹状になる（⇨）。心内膜面は三尖弁側では比較的平坦であるが，IVCよりでは，櫛状筋が発達しており，一部陥凹状になっている。このような部位にカテーテル先端がはまってしまうと抵抗値や温度上昇をきたすことがある。
CT：分界稜，IVC：下大静脈，ER：Eustachian ridge, CSOS：冠静脈洞開口部，TV：三尖弁

≫対策 1　カテーテルポジションの変更

　大きなEustachian ridgeと心筋欠損部位の存在は，いわゆるポーチを形成し，抵抗値が上昇したり温度が容易に上昇して，焼灼困難であった。これは，イリゲーションカテーテルの登場により解決したが，この部位カテーテルが埋没したままで焼灼を継続するとsteam popの危険性が生じる。最近のコンタクトフォースカテーテルは，isthmusにおけるsteam popの頻度を減少させた。

　IVCからカテーテルを留置する際に，Eustachian ridgeの心室側にカテーテルをコンタクトさせにくい（**図2**）。これはカテーテルのカーブにも依存する。NAVISTAR®（Biosense Webstar社）によるCTI焼灼が苦手という意見が多いが，カテーテルを水平に当てようとするとき，この部分に先端チップが当たりにくいことが原因になっている。より小さなカーブのほうが焼灼しやすいが，近年CTIブロックの適応は，ほとんどがAF合併例でPV隔離も同時に施行する場合が多い。また三尖弁側にはより大きなカーブのほうが到達しやすい。そのため，DカーブかDFカーブを使用することになる。この場合は，カテーテルを大きく曲げて，垂直にコンタクトさせると効果が得られることが多い（**図2**）。

　Ablaze Fantasista®（日本ライフライン社）のように，先端までが緩やかにカーブしているカテーテルは，Eustachian ridgeにコンタクトさせやすいといえる。

用語解説 ▶ IVC
下大静脈
(inferior vena cava)

用語解説 ▶ AF
心房細動
(atrial fibrillation)

用語解説 ▶ PV
肺静脈
(pulmonary vein)

≫対策 2　アブレーションラインの変更

　貫壁性焼灼を行うには，1回の焼灼で完遂させるべきである。不完全な焼灼は，心内膜側に浮腫を発生させ，以降の深部への焼灼を困難にさせる。局所電位が残存していても，dullな場合には，すでに浮腫が発生している可能性がある。改めて別のラインを選択するか，ラインをはずして，シャープな電位が記録される部分で焼灼するほうが，容易であることが多い。

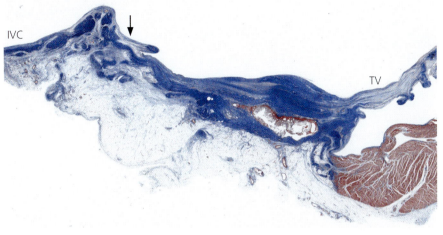
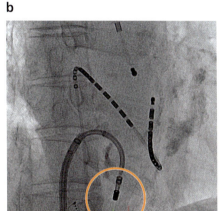
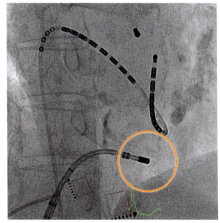

図3 三尖弁－下大静脈間峡部の断面図およびカテーテルポジション

CTIブロック施行例。ASAN染色により青色で示されている部分が焼灼部位。TVからIVCまで心筋は欠損している。Eustachian ridge（ER：aの➡）が，心内膜面に向かって突出しており，このERの心室側にカテーテルがコンタクトさせにくいことがある。心室側はカテーテルチップを水平に当てたほうが，焼灼長が長く効率はよいが，ERの心室側おいては，垂直にチップを当てる必要がある場合がある。

≫対策 3 3Dマッピングによる確認

用語解説 CS
冠静脈洞（coronary sinus）

CTIブロックの達成の確認は，CSペーシング下の刺激－局所電位の延長，三尖弁輪においた多極カテーテルのシークエンス変化，differential pacing，3Dマッピングによる伝導パターンの確認などがある。

CSペーシングで刺激－局所電位時間の延長が得られても，完全にブロックに至らない場合がある。これは，CSペーシング中に右房後壁の分界稜の伝導性に依存する。分界稜で伝導遅延あるいはブロックがあれば，CSペーシング中のCTIでの刺激－局所電位時間の延長が確認しやすいが，分界稜に対して横方向の伝導が良好な場合には，刺激－局所電位時間の延長が得られなくても，ブロックができていることもある[2]。

文献

1) Waki K, Saito T, Becker AE：Right atrial flutter isthmus revisited: normal anatomy favors nonuniform anisotropic conduction. J Cardiovasc Electrophysiol 11：90-94, 2000.
2) Otomo K, Satomi K, Kamakura S, et al：Assessment of ability of activation mapping by duodecapolar catheter to diagnose complete isthmus block utilizing electroanatomical mapping system. J Interv Card Electrophysiol 14：183－192, 2005.

chapter II　4　小児アブレーション

a 左鼠径部からカテーテルが進まない

埼玉医科大学国際医療センター小児心臓科　**住友直方**

左鼠径静脈穿刺
↓
ワイヤーが下大静脈へ通過
↓
ショートシース挿入
↓
対策 0　P.191
側面透視の撮像
↓
【カテーテルが左正中から下大静脈へ進まない】
↓
ショートシースから
ロングシース用ワイヤーを
下大静脈まで挿入
↓
対策 1　P.192
ロングシースの使用
↓
P.40〜42
chapter I へ
カテーテルを下大静脈
まで進める

| 発生原因 | ❶ 幼児から学童では左鼠径部から穿刺し，総腸骨静脈が椎体を越えるとき，静脈が椎体により大きく前方に圧迫されるため，ワイヤーは通過するが，カテーテルが通過しにくい |

≫ 対策 ❶　側面透視の撮像

正中を越えるときにワイヤーの走行に沿ってカテーテルを進める。場合によっては側面の透視が必要となる。総腸骨静脈の造影も有効な場合がある（**図1**）。

a

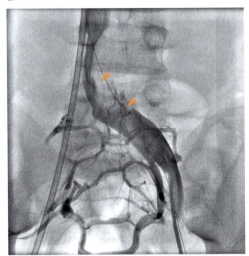

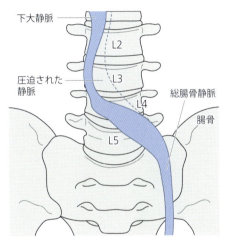

b

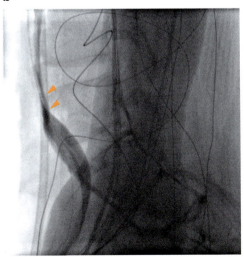

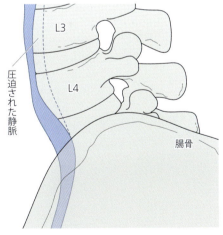

図1　総腸骨静脈の造影
総腸骨静脈が椎体で後方から圧迫されている（▶）。椎体を越える部分でカテーテルが通過しにくい。

≫対策 ❶ ロングシースの使用

　どうしても通過しない場合には，25cmのロングシースを用いるとカテーテルの通過が容易である(**図2**)。乳幼児では10cmの通常シースでも通過が可能な場合がある。鼠径部からの長さをおおよそ計って，必要なシースを選ぶ。乳幼児では，通常7cmのショートシースを用いる。10歳以後では通常のシースを使用する。

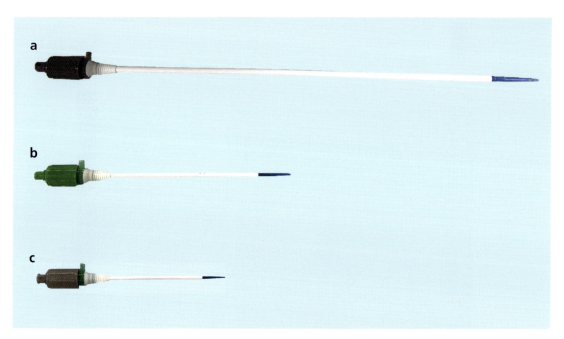

図2　ロングシース，通常のシース，ショートシース
a：ラジフォーカス®イントロデューサー，ロングシースタイプ25cm（テルモ社）。
b：ラジフォーカス®イントロデューサー，通常タイプ10cm（テルモ社）。
c：ラジフォーカス®イントロデューサー，ショートシースタイプ7cm（テルモ社）。

> **+1歩のアドバイス**
>
> **乳幼児の難しい症例への対処**

必要なカテーテルが入らないときはどうするか

乳幼児では血管が細く，穿刺が難しい場合がある。特に先天性心疾患術後例などで，複数回のカテーテル検査を行っている例や，成人先天性心疾患で，かなり以前にカテーテル検査を行っている場合には，静脈狭窄や閉塞が起こっている場合がある。この場合には，静脈へのステント留置が行えれば複数のカテーテルを挿入することが可能であるが，ステント留置が行えない場合には，頸静脈や鎖骨下静脈からのカテーテル挿入（**図3**）を考慮する。本文中に記載のように，造影やワイヤーを進めることにより，比較的安全に静脈穿刺が可能である。

また，静脈へのカテーテル挿入が困難な場合には，食道へ電極を留置し，左房電位の代用とすることもある。

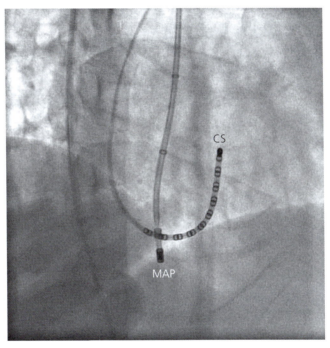

図3 両鼠径静脈閉塞のため両鎖骨下静脈から2本のカテーテルを挿入し，カテーテルアブレーションを行った症例
RAO画像。
CS：冠静脈洞，MAP：アブレーションカテーテル。

chapter II 4 小児アブレーション

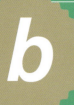
鼠径静脈が閉塞している

埼玉医科大学国際医療センター小児心臓科（現・佐賀大学医学部小児科） 熊本　崇

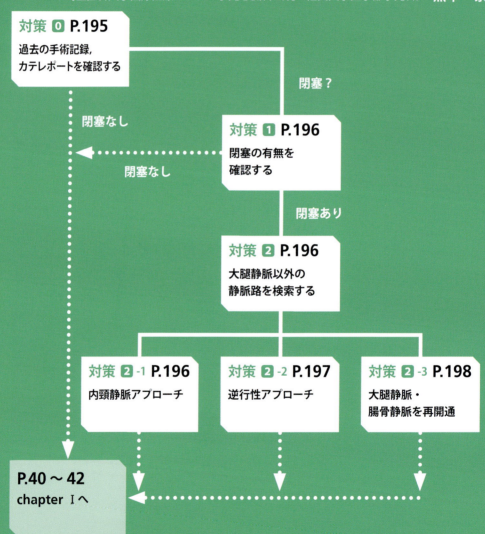

発生原因	❶ 周術期間中の長期間留置した中心静脈カテーテル
	❷ 複数回のカテーテル検査
	❸ 新生児・乳児期のカテーテル治療 （心房中隔裂開術など体格に見合った以上のサイズのシースを留置せざるを得ない場合が存在する）
	❹ 体外循環の既往

≫ 基礎知識　小児不整脈の現状

　現在，先天性心疾患術後を含めた成人患者は40,000人を超え，遺残病変，肺高血圧，心不全治療など管理を要する患者も少なくない。手術瘢痕（切開線・パッチ修復部位），術後遺残病変や心不全の影響，さらには先天的な要因（内臓錯位症候群，修正大血管転位，Ebstein奇形など）により不整脈を合併し，生活の質・予後に関与するといわれている[1]。頻拍性不整脈に対してはカテーテルアブレーションの治療対象となり患者のADL・予後を大きく改善させることが期待される。

　一方で，その特殊な解剖学的特徴，術式による血行路の変更，遺残病変による形態変化に加えて，大腿静脈閉塞がアブレーションの成功率を低下させる要因と推測する。本項では大腿静脈が閉塞していた場合の対処法について記載した。

≫ 対策 ❶　過去の手術記録，カテーテルレポートを確認する（図1）

　カテーテルレポートには検査・治療の記録以外に，vascular accessをどの部位から行ったかを記載しているため大腿静脈閉塞の有無について予測ができる。

　また，先天性心疾患術後であれば手術記録・カテーテルレポートに下大静脈の有無，左上大静脈の存在などを確かめることができ，非常に有用である。

用語解説　LSVC
左上大静脈
（left superior vena cava）

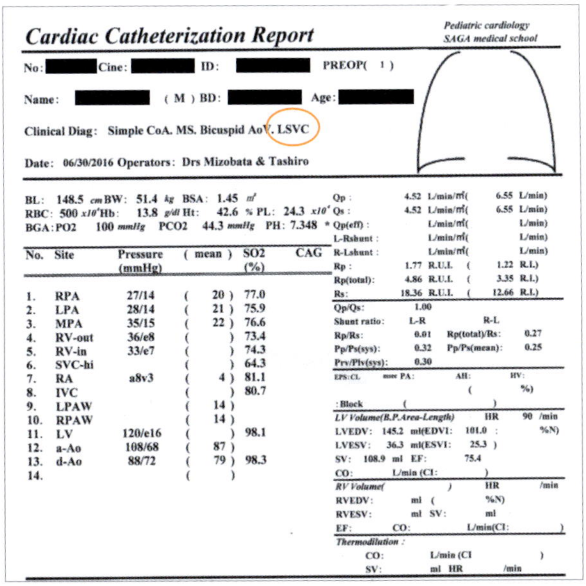

図1　カテーテルレポート例

≫対策 ❶　閉塞の有無を確認する

まずはエコーで確認する。7.5MHz以上のリニアプローブを使用すれば容易に確認できる。走行なども含めた詳細な情報が必要であれば下腿に末梢静脈路を確保し，そこから造影することで大腿静脈の閉塞部位，側副血行路の存在も含めて確認することができる（**図2**）。

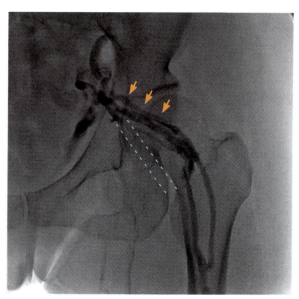

図2　本来造影されるべき外腸骨静脈（--）が造影されない
側副血行路が発達している（→）。

≫対策 ❷　大腿静脈以外の静脈路を検索する

❶ 内頸静脈アプローチ

Glenn手術・Fontan手術を行っていなければ，手技の難易度・カテーテル操作などを考慮すると右内頸静脈が第一選択となる[2]。鎖骨下静脈も選択肢の1つではあるが，盲目的な手技となるためエコーガイド下で行える前者のほうが望ましい（**図3**）。

通常であれば右側の内頸静脈を穿刺部位と考えるが，先天性心疾患術後であればsitusを確認する必要があり，左側からのアプローチが望ましい場合もある。経胸壁エコーのみでの診断は難しいこともあり，静脈路を選定するためにCT撮影または選択的に末梢造影を行う（**図4**）。

また，心内奇形を合併していなくても左上大静脈が遺残している症例もあり（**図5**），その場合は左側内頸静脈から電極カテーテルを挿入することができる。

内頸静脈の場合は，大腿静脈からのアプローチと比較して，操作性はあまり変わらない。固定が難しいこともある。

2 逆行性アプローチ

前述の静脈からの操作が困難であった場合，大動脈より逆行性アプローチによりカテーテルを操作する場合[3]があるが，ターゲットとする部位への到達（特に心房）ならびにカテーテル操作が難しい。ほかにも肝静脈アプローチ[4]も報告されているが，残念ながら筆者は同方法の経験がないため割愛させていただく。

a：頸部エコー

b：カラードプラ像

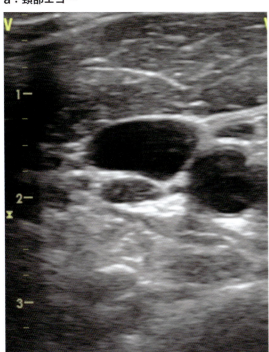
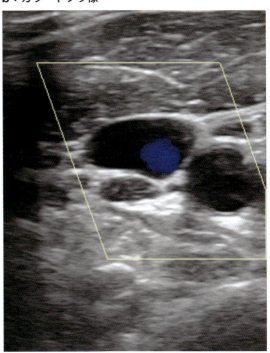

図3　頸部エコー・カラードプラ像
内頸静脈を外側に，内頸動脈を内側に確認できる。

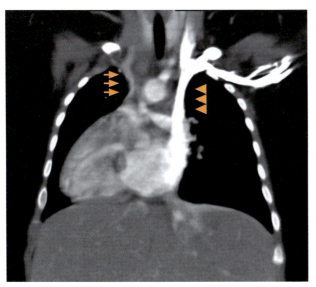

図4　胸部造影CT（単心室，右胸心，両側大静脈の症例）
先天性心疾患例ではsitusの位置を把握する必要がある。
左上大静脈（▶），右上大静脈（→）

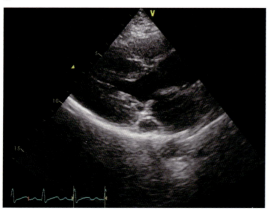
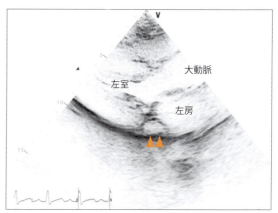
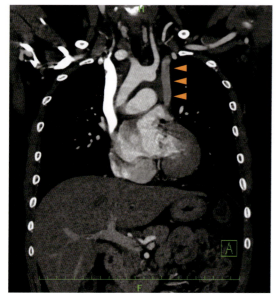

図5 左上大静脈遺残例
a：経胸壁心臓超音波検査（長軸像）。拡大した冠静脈洞（coronary sinus）（▶）を確認できる。
b：胸部CT像左上大静脈遺残（▶）を確認できる。左腕頭静脈は存在せず，右上大静脈との交通はない。

3 大腿静脈・腸骨静脈を再開通

用語解説 ▶ CTI
下大静脈-三尖弁輪間峡部
（cavo tricuspid isthmus）

　筆者らは両側大腿静脈が閉塞していたGlenn術後の心房粗動例に，閉塞・狭窄した静脈にステントを留置して心内へのルートを作製し，CTIライン焼灼を行った[5]。カテーテルインターベンションに精通した施設であれば本方法も選択肢として挙げられる（**図6**）。

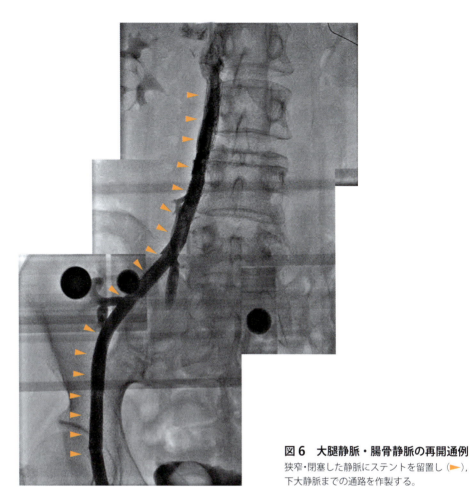

図6 大腿静脈・腸骨静脈の再開通例
狭窄・閉塞した静脈にステントを留置し（▶），下大静脈までの通路を作製する。

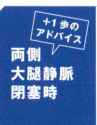

電極リードをどう選択するか

両側大腿静脈が閉塞していた場合，電極リードが限られてくる。そのため，上室性頻拍であれば食道誘導をリファレンスとして用い，ほかでは動脈穿刺を行い逆行性に心室電極カテーテルを挿入，可能であれば内頸静脈より心房電極カテーテルを挿入する。そうすることで少なくとも心室・心房電極は確保できる。

文献

1) 循環器病の診断と治療に関するガイドライン（2010年度合同研究班報告）：成人先天性心疾患診療ガイドライン（2011年改訂版）http://www.j-circ.or.jp/guideline/pdf/JCS2011_niwa_h.pdf
2) Lesh MD, Van Hare GF, Scheinman MM：Comparison of the retrograde and transseptal methods for ablation of left free wall accessory pathways. JACC 22:542-549, 1993.
3) Cruz C, Hoskins M, El-Chami MF：Atrioventricular nodal reentrant tachycardia ablation in the setting of bilateral femoral vein occlusion. Pacing Clin Electrophysiol 36: e97-99, 2013.
4) Nguyen DT, Gupta R, Kay J, Fagan T：Percutaneous transhepatic access for catheter ablation of cardiac arrhythmias. Europace 15：494-500, 2013.
5) Kumamoto T, Sumitomo N, Kobayashi T：Implantation of iliofemoral stents: A novel approach for bilateral occlusions of the iliofemoral vein in a patient with a Glenn operation. Heart Rhythm 2：138-141, 2016.

chapter II 4 小児アブレーション

C TCPCバッフルへ穿刺ができない

大阪府立母子保健総合医療センター小児循環器科 **青木寿明**

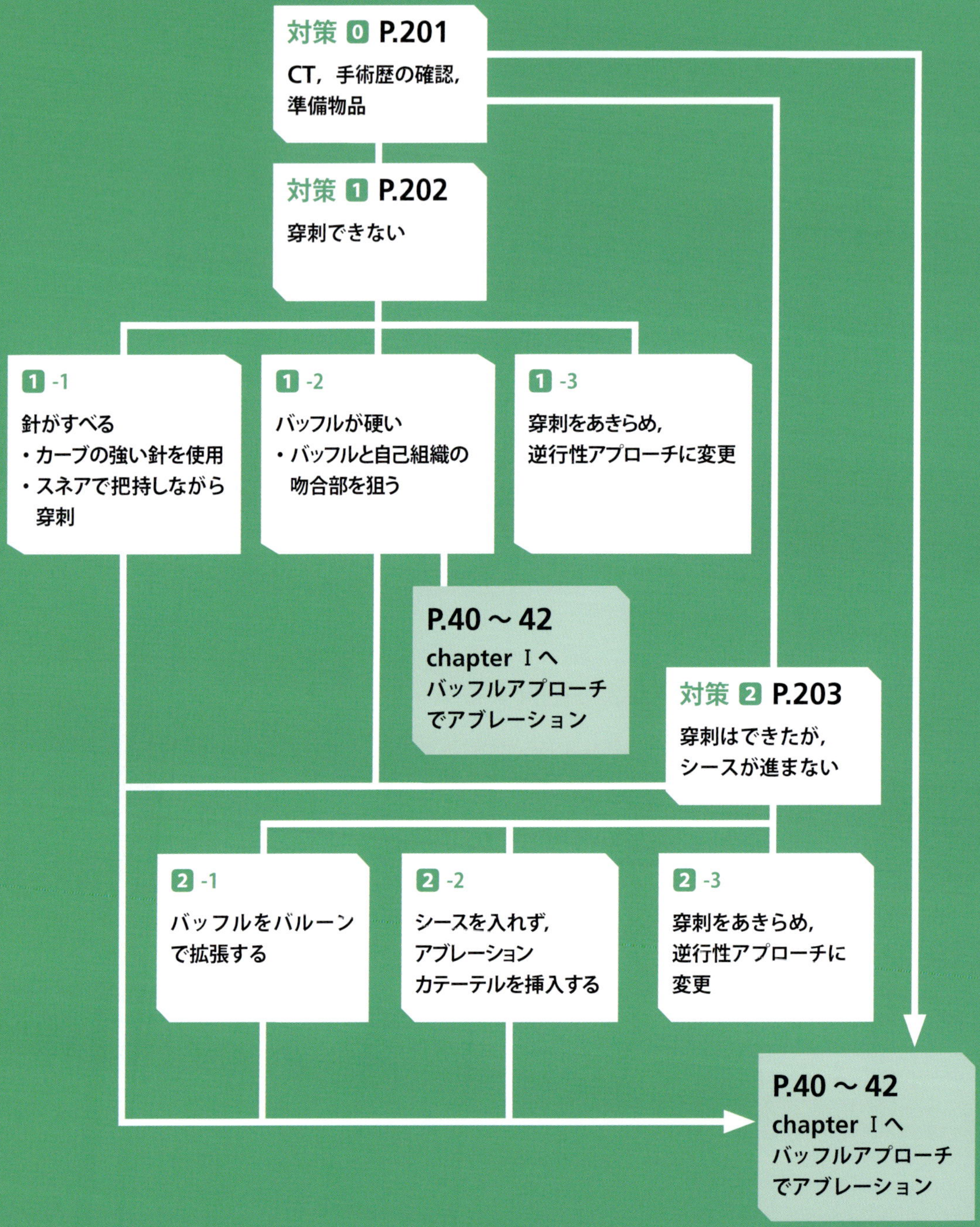

対策 0 P.201
CT，手術歴の確認，準備物品

対策 1 P.202
穿刺できない

1-1
針がすべる
・カーブの強い針を使用
・スネアで把持しながら穿刺

1-2
バッフルが硬い
・バッフルと自己組織の吻合部を狙う

1-3
穿刺をあきらめ，逆行性アプローチに変更

P.40〜42
chapter I へ
バッフルアプローチでアブレーション

対策 2 P.203
穿刺はできたが，シースが進まない

2-1
バッフルをバルーンで拡張する

2-2
シースを入れず，アブレーションカテーテルを挿入する

2-3
穿刺をあきらめ，逆行性アプローチに変更

P.40〜42
chapter I へ
バッフルアプローチでアブレーション

発生原因	❶ バッフルの性状が固い，あるいはリング付き人工血管であると穿刺できない ❷ 穿刺の角度が人工血管に対して浅いと穿刺できない

≫対策 ❶　CTの撮像，手術歴の確認，準備物品

単純/造影CT（**図1**）で，
①バッフルの石灰化
②バッフルと心房との距離
③下大静脈とバッフルとの角度
④人工血管と自己組織との縫合部の位置
⑤大動脈，冠動脈，心室など穿刺してはいけない場所
の確認を行う。

　人工血管の種類（**図2**）を確認する。通常はリングなしのゴアテックスであるが，リング付きの人工血管が使用されている場合は穿刺が困難となる。

　Fontan手術から本手技までの期間を確認する。手術から期間が短いと心タンポナーデのリスクがあり，逆に長いとバッフルが硬くなり穿刺が困難となる。

　穿刺困難を予測し，あらかじめ物品を準備しておく。血管内エコー，経食道エコー，数種類の穿刺針，スネアカテーテル，血管拡張バルーンは必須である。

a：水平断面

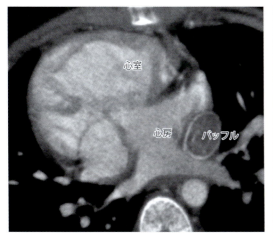

b：冠状断面

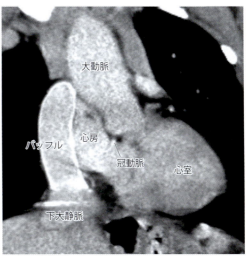

図1　造影CT画像
①バッフルの石灰化（非造影CT），②バッフルと心房との距離，③下大静脈とバッフルとの角度，④人工血管と自己組織との縫合部の位置，⑤大動脈，冠動脈，心室の位置の確認を行う。

図2 リングなしとリング付き人工血管

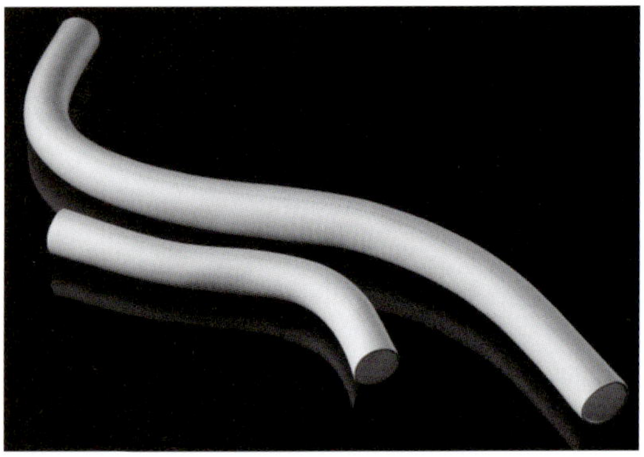

通常はバッフルにはリングなしのGORE-TEX® stretch vascular graft（**a**）が使用されるが，GORE-TEX® FEP-ringed vascular graft（**b**）が使用されることもある。その際は穿刺が困難となる。

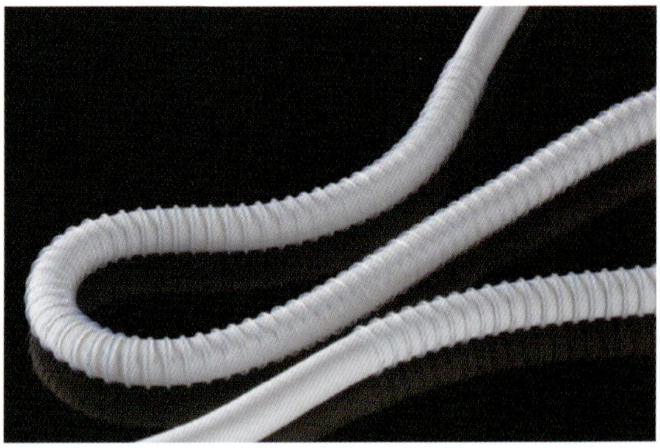

(http://www.goremedical.com/products/vg)

≫対策 1　穿刺できない場合

　バッフルを穿刺できない理由として，穿刺の角度が悪く穿刺針が上方に滑る場合と，バッフル自体が硬い場合とがある。穿刺針が滑る場合は，まずスネアカテーテルでロングシース先端を把持しながら穿刺することを推奨する（**図3**）。バッフル自体が硬い場合は，人工血管と自己の下大静脈との吻合部の直下を穿刺することを推奨する。目標となる心房との位置関係を把握しておくことが重要である。心房が小さい場合はRFニードルが安全である。上記の方法で穿刺が不可能な場合は，バッフルの穿刺をあきらめ逆行性アプローチに変更する。

用語解説　RF
高周波
（radio frequency）

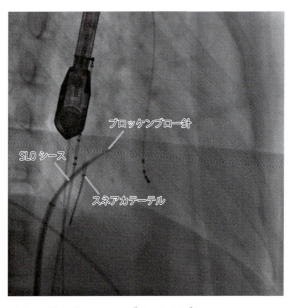

図3　スネアを用いてのブロッケンブロー
スネアを用いてブロッケンブロー針が上方に滑らないように穿刺する。

≫対策 2　穿刺はできたが，シースが進まない場合

穿刺ができてもロングシースが心房に進まないことがある。この理由として，①人工血管が硬い，②ロングシースの内筒と外筒の段差がある，が挙げられる。

ロングシースを進める方法として，①人工血管をバルーン拡張する（図4），あるいは②ソフトチップでないロングシースを使用する（図5）が挙げられる。使用するロングシースにもよるが，バルーン径は3～4mmで十分である。それ以上のバルーンを使用すると，右左短絡に伴うチアノーゼが残存する。ロングシースの先端がソフトチップであると，外筒と内筒との間に段差が生じるため，ソフトチップでないものがよい（図5）。

ロングシースが心房に至らない場合でも，内筒が心房内に挿入できていれば，その場所にロングシースを保持したまま内筒を抜き，アブレーションカテーテルを心房まで進めることができることもある。上記の方法で心房内にアブレーションカテーテルを進めることができない場合は，バッフルからのアプローチをあきらめ，逆行性アプローチに変更する。

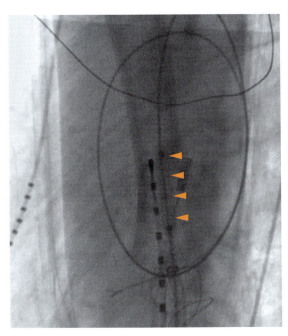

図4　人工血管をバルーン拡張
血管拡張用バルーンを示す（▶）。ロングシース先端が心房内に進まないためバルーン径4mmを使用して人工血管を拡張した。

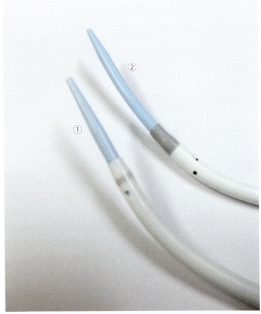

図5　ロングシースの先端の違い
通常のブロッケンブローに使用されるSwartz™ SL0のロングシースには① Swartz™ Introducer SL0，② Swartz™ Braided SL0がある。②は先端がultra soft tipであり柔らかくなっており，穿刺後にロングシースの先端が心房に進みにくいことがある。

文献

1) Aoki H, Nakamura Y, Takeno S, Takemura T：A new procedure for a trans-conduit puncture by grasping the dilator tip with a snare catheter: an alternative access method during catheter ablation of supraventricular tachycardias after an extracardiac Fontan operation. Heart Rhythm 11：1492-1494, 2014.
2) 青木寿明：心外導管を用いたFontan術後の頻脈性不整脈に対して経皮的心外導管穿刺でカテーテルアブレーションを行い成功した4例. 日小児循環器会誌 30：592-596, 2014.

chapter II 5 各疾患に共通する合併症

a 末梢血管トラブル（大腿動静脈の穿刺関連合併症）

東京女子医科大学循環器内科　江島浩一郎

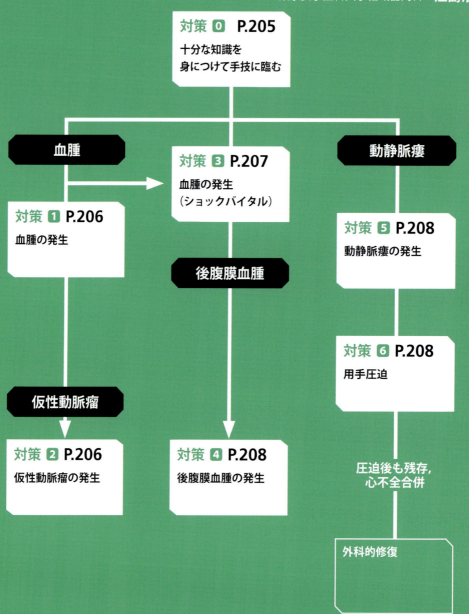

発生原因	❶ 穿刺不成功時，シース抜去時の不十分な圧迫止血
	❷ 不適切な穿刺部位
	❸ 動静脈側枝の損傷（ガイドワイヤーの側枝への迷入）
	❹ 動脈の貫壁穿刺（Seldinger 法）
	❺ 過度な抗凝固療法，凝固・止血機能の異常

≫対策 ❶　十分な知識を身につけて手技に臨む

1 穿刺する血管とその周囲の解剖を把握する（図1）

上前腸骨棘と恥骨結節を結んだ線上に鼠径靭帯があり，大腿動脈は鼠径靭帯の中央付近を走行している。鼠径靭帯より末梢側の大腿動脈の枝として中枢側より浅腹壁動脈，浅腸骨回旋動脈，外陰部動脈，深大腿動脈が分岐する。大腿動脈は上部では大腿静脈の外側にあるが，下行するとともに次第に静脈の前に位置するようになる。

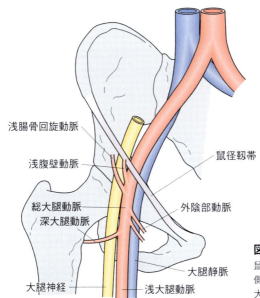

図1　大腿動静脈の解剖
鼠径靭帯より末梢側の大腿動脈の枝として中枢側より浅腹壁動脈，浅腸骨回旋動脈，外陰部動脈，大腿深動脈が分岐する。

2 適切な穿刺部位を知る

1 適切な穿刺部位とは

適切な穿刺部位は，鼠径靭帯と深大腿動脈分岐部の間の総大腿動脈である。鼠径靭帯（浅腸骨回旋動脈分岐部）より中枢側（頭側）で穿刺すると，止血の際に圧迫止血ができず後腹膜血腫などの出血性合併症をきたすおそれがあるため，鼠径靭帯を越えて穿刺しない。カテーテルアブレーションでは大腿静脈に複数のシースを挿入することが多いが，鼠径部の皮膚の穿刺位置は鼠径靭帯から3〜4cm（1.5横指程度）より下とする。肥満があると穿刺位置の把握が難しいことがあり，注意が必要である。鼠径溝（鼠径部の皮皺）は，位置に個人差があるため穿刺の目標として適切ではない。

大腿動脈の低位（深大腿動脈の分岐部より末梢側）を穿刺すると，その背側の支持組織が疎であるため，シース抜去後の用手圧迫止血が不十分となりやすく，血腫，仮性動脈瘤の原因となりやすい。また，大腿動脈の末梢側に向かうにつれて，次第に大腿静脈との位置関係が上下の関係に近づくので，動静脈瘻が発生する可能性が高まる。

② **再穿刺**

穿刺がうまくいかずに再度穿刺をする場合は，十分に時間をかけて圧迫止血を行う。特に，抗凝固薬，抗血小板薬を服用中の患者では入念に止血を行う。ここで止血を怠ると，治療の途中で血腫が生じて治療を完結できない可能性がある。

また，穿刺困難の場合は早い段階で体表エコーを穿刺のガイドとすることを考慮する。ガイドワイヤーは側枝に迷入しづらいスプリングワイヤーを用いるとよい。動脈への挿入の際には，十分なバックフローを確認してから挿入する。ワイヤーの挿入時にはX線透視で走行をみて，側枝への迷入がないことを確認しながら挿入する。挿入の際に抵抗を感じたら絶対にそれ以上挿入せず，X線透視で走行を確認する。

シース挿入時に抵抗を感じたら，X線透視で走行を確認する。先端がアングル形状のロングシース（Swartz™シースなど）では，シース内筒の先端が鋭角に下方向を向き，ガイドワイヤーが折れてしまって進まないことがある。無理に挿入しようとすると血管の下の壁が裂けて出血をきたすため，注意が必要である。ガイドワイヤーの折れている部分をシース内に引き込み，シース内筒の先端の向きを変えて挿入を試みる。

表皮を通過する際の抵抗を減らすために，穿刺部をモスキート鉗子でよく剥離しておくとよい。

③ **シースの選択**

動脈用のシースは，動脈圧連続モニタリングの目的のみであれば，極力細いシースを用いる。当院では3Frのシースを用いている。経大動脈逆行性アプローチの場合，カテーテルの側枝への迷入を避ける，カテーテルのトルク伝達を良好にするといった目的で30cm程度のロングシースを用いる。

動脈圧ライン用のシースは，術中に抜けると皮下血腫をきたす原因となる。動脈シースの不用意な脱落を予防するために，シースを固定するとよい。当院では，シールを用いて側管をドレープに固定している（**図2**）。

≫ 対策 ① 血腫の発生

穿刺部に血腫を認めたら，血圧の低下などバイタルサインの変化がないか，また，採血検査で貧血の進行がないかを確認する。

また，聴診により血管性雑音が聴取された際には，体表エコー検査のカラードプラで血腫内の血流の有無を評価し，仮性動脈瘤を形成していないかどうかを確認する（**図3**）。

≫ 対策 ② 仮性動脈瘤の発生

仮性動脈瘤が発生した場合，用手圧迫，あるいは，カラードプラで血腫と大腿動脈の交通の血流がなくなることを確認しながら，エコープローブで圧迫し交通路の閉鎖を試みる（15〜30分）。その後は止血瓶（鎮子）などで長時間の圧迫固定を行い，再度カラードプラで血流の消失を確認する。

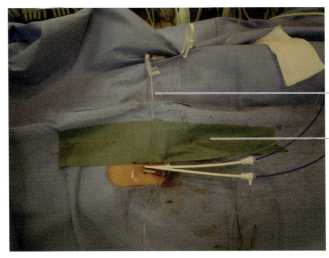

図2　心房細動アブレーション時の右鼠径シース挿入部
動脈圧連続モニタリング用のシース（3Fr）は，シールを用いて側管をドレープに固定している。

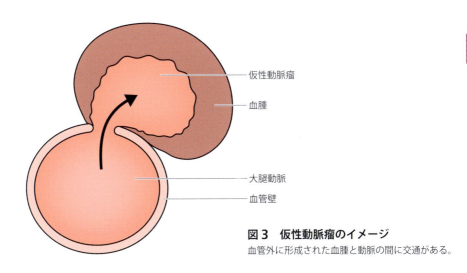

図3　仮性動脈瘤のイメージ
血管外に形成された血腫と動脈の間に交通がある。

そのほか，エコーガイド下にトロンビン500〜1,000単位を注入する方法，外科的に血腫除去および血管修復を行う方法がある。

≫対策 3　血腫の発生（ショックバイタル）

穿刺部の血腫の有無によらず，術中や術後に原因不明の血圧低下がありショックに陥るような場合や高度な貧血の進行がある場合，後腹膜血腫の可能性を考える。体表面からその存在を確認することはできないため，すぐに腹部CT検査を行い，血腫の有無を確認する（**図4**）。

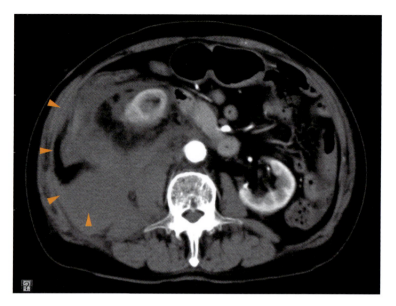

図4　後腹膜血腫症例
急性心筋梗塞の急性期に右大腿動脈穿刺アプローチにてPCIを行った後に後腹膜血腫を発症した。保存的に経過観察を行い生還した。

用語解説 ▶ PCI
経皮的冠動脈インターベンション（percutaneous coronary intervention）

≫対策 4　後腹膜血腫の発生

　後腹膜血腫の存在を確認したら，輸液や必要に応じて輸血を行うとともに，抗凝固療法のリバース（プロタミン投与によるヘパリンの中和，ワルファリンに対するビタミンK［ケイツーN®］の投与）や抗血小板療法の中止を検討する。シースが残っている場合，動脈側枝の造影検査を行い，出血点を確認し，コイル塞栓術などによる出血源の止血を試みる。血行動態が安定しない場合，外科的な血腫除去および血管修復を検討する。

≫対策 5　動静脈瘻の発生

　大腿動脈と大腿静脈は横に並行して走行しているが，末梢側（深大腿動脈の分岐部より末梢側）では位置関係が上下の関係に近づくので，この位置での大腿動脈穿刺では動静脈瘻が発生する可能性が高まる。
　術後に穿刺部位の聴診を行い，連続性血管雑音を聴取する場合，体表エコー検査のカラードプラ，造影CT検査などにより動静脈瘻を確認する（**図5**）。

≫対策 6　用手圧迫

　動静脈瘻が発生した場合，用手圧迫で閉鎖を試みるが，自然閉鎖することもある。圧迫によって閉鎖しない場合，血行動態が安定していれば経過観察とするが，経時的に静脈が拡張する場合や心不全の原因となる場合，外科的な修復が必要となる。

a：水平断

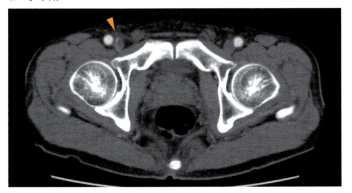

b：拡大像

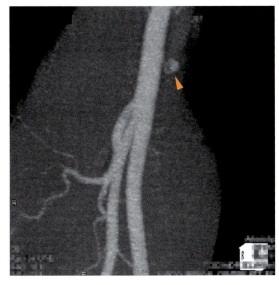

c：三次元構築像

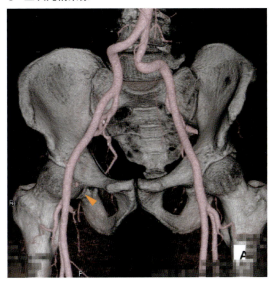

図5　大腿動静脈瘻
大腿動脈から大腿静脈への交通が認められる（▶）。
（提供：NTT東日本関東病院循環器内科　佐藤高栄先生）

> **+1歩のアドバイス**
> **内頸静脈と鎖骨下静脈穿刺時も注意**
>
> ### ほかの穿刺部位に関連した合併症
>
> カテーテルアブレーションの際，シース挿入のために穿刺を行う主な静脈には，本項で記した大腿静脈のほかに，内頸静脈と鎖骨下静脈がある．静脈は動脈と並んで走行しており，動脈の蛇行や動静脈の位置関係により，静脈穿刺の際に動脈の損傷が起こりうる．特に心房細動に対するカテーテルアブレーションの術中には，高度な抗凝固療法を行っていることから，術中に内出血が顕在化して頸部の血腫による気道の圧排，血胸，胸郭外血腫，出血性ショックなど重度の合併症につながる可能性があるため，誤穿刺の際には確実な圧迫止血をする必要がある．

chapter II 5 各疾患に共通する合併症

b 麻酔関連トラブル（無呼吸・低換気）

日本医科大学千葉北総病院循環器内科　宮内靖史

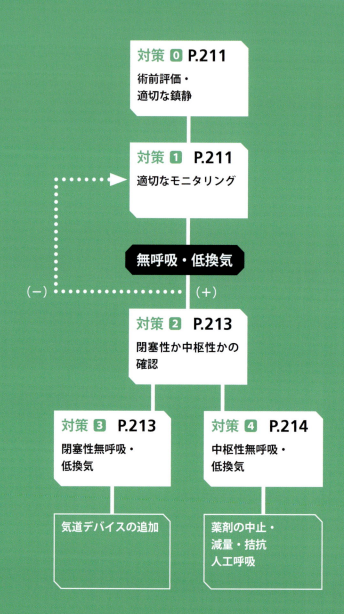

発生原因	❶ 鎮静薬，麻酔薬の誤った投与量調整 ❷ 不十分な観察 ❸ 不十分な気道管理

≫対策 ⓪　術前評価・適切な鎮静

　心房細動のアブレーション中の鎮静・麻酔のレベルは，最小限鎮静〜全身麻酔まで，さまざまな深度で行いうる。鎮痛や鎮静が浅いと術中に覚醒し体動が生じる。一方，麻酔深度が深くなるほど患者の苦痛が除去されるが，血行動態の悪化や呼吸の抑制，気道閉塞が発生しやすい。なかでも閉塞性無呼吸は低酸素血症をきたすのみならず，気道閉塞時の強い呼吸運動により胸腔内が過度の陰圧になり，ロングシースから空気の混入をきたす可能性や，また無呼吸・過呼吸の繰り返しによりカテーテルが安定せず焼灼に支障をきたすばかりか，意図せぬ強いコンタクトにより心穿孔をきたす危険性がある。そのようなトラブルを発生させないように，正しい麻酔薬・鎮静薬の知識のもとに適切な用量を用いることが最も重要であり，また目標とする鎮静レベルに応じ，適切な気道対策（**表1**）を行うことが重要である。また，深鎮静以上の深度で行う症例では，Mallampatiの方法[1]などにより気道を評価し，気管内挿管困難例であるかをあらかじめ知っておくとよい。

表1　推奨される気道対策

最小限鎮静	不要
意識下鎮静	基本的に不要
深　鎮　静	経鼻エアウェイ・経口エアウェイ・JED・声門下デバイス（i-gel®など）
全身麻酔	声門上デバイス・気管内挿管

JED：下顎挙上デバイス

≫対策 ①　適切なモニタリング

用語解説 ▶ BIS
バイスペクトル指数
（bispectral index）

　意識レベルと呼吸のモニタリングを行う。可能であれば術者以外の監視する人員を配置する。意識レベルはBISモニター（**図1，2**）にて連続的にモニターすることができる。また，血液酸素化のモニターとしてパルスオキシメータが用いられるが，低換気となって二酸化炭素が蓄積しても酸素を投与している場合には酸素飽和度が下がらず，無呼吸や低換気の早期検出には有用とはいえない。その点，カプノメータ（**図1，2**）は鼻孔またはマスクに装着したセンサーにより呼気中の二酸化炭素濃度を連続的に測定し，呼吸状態をモニターできる。呼気中二酸化炭素濃度は血中二酸化炭素濃度と相関するため低換気による高炭酸ガス血症時には呼気中二酸化炭素濃度も上昇する。また，無呼吸時には波形がフラットになるため容易に無呼吸を検出できる。呼吸数や無呼吸の持続時間によりアラームを鳴らすこともできる。

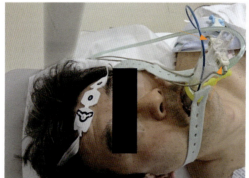
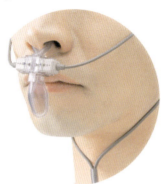
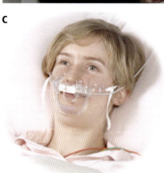

図1　モニタリング機器の装着
a：患者前額部にBISモニターを装着。気道確保にi-gel®を用い，i-gel®にカプノメータのセンサーを装着している（▶）。
b：経鼻酸素カニュラと一体となったカプノメータのアダプター。
c：酸素マスクと一体となったカプノメータのアダプター。

（b, cは日本光電工業社提供）

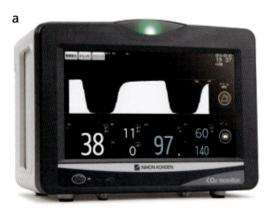
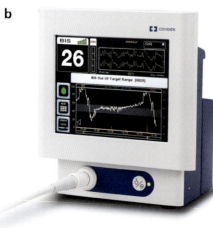

図2　カプノメータとBISモニター
a：カプノメータ本体。呼気中の二酸化炭素濃度がグラフで表示され，$EtCO_2$と呼吸数が数字で表示される。
b：BISモニター本体。BIS値が0〜99の数値で表示される。
（日本光電工業社提供）

用語解説　$EtCO_2$
呼気終末酸素濃度（end tidal CO_2）

≫対策 2　無呼吸・低換気：閉塞性か中枢性かの確認

目視またはX線透視により胸郭や横隔膜の運動を観察する。閉塞性無呼吸時には呼吸運動がみられ，中枢性無呼吸では呼吸運動がみられない。

≫対策 3　閉塞性無呼吸・低換気

上気道閉塞が原因である。意識下鎮静で発生した場合には，まずは下顎挙上により気道を確保するとともに，意図した鎮静レベルよりも深くなっていることが多いため，鎮静薬の一時的な中止や減量を考える。気道閉塞が続く場合には，①CPAP・ASVなどの陽圧呼吸デバイス，②エアウェイ，③JEDのいずれか，またはそれらを組み合わせて用いる(**図3**)。深鎮静中の低換気・無呼吸においても同様にこれらの気道デバイスの追加使用を考慮する。

用語解説▶ CPAP
持続的気道陽圧法
（continuous positive airway pressure）

用語解説▶ ASV
適応補助換気
（adaptive support ventilation）

用語解説▶ JED
下顎挙上デバイス
（jaw elevation device）

a
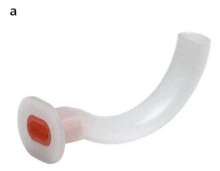
（日本BD社提供）

b
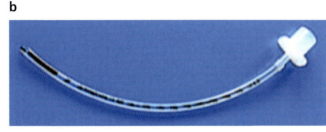

図3　さまざまな気道デバイス
a：経口エアウェイ。
b：小児用気管内挿管チューブ（4〜5F）。成人において経鼻エアウェイとして使用できる。
声門上デバイス（i-gel®），JEDはP.3 **図1**，**2** 参照。

》対策 ❹　中枢性無呼吸・低換気

　プロポフォールやオピオイド系鎮痛薬使用時に発生しやすい。酸素飽和度の低下しない軽度の無呼吸のうちに対処するのがベストであり，その場合，麻酔薬の減量により回復することが多い。持続する無呼吸に対しては，一時的なマスク加圧換気などで補助しつつ，麻酔薬を減量する。声門上デバイスにて気道を確保している場合には人工呼吸に移行する。麻酔薬・鎮痛薬の拮抗が必要な場合には，ベンゾジアゼピン系薬剤に対してはフルマゼニル，オピオイド系鎮痛薬に対してはナロキソンを用いる。

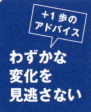
わずかな変化を見逃さない

覚醒・体動がみられたらどうするか

覚醒や体動は焼灼による疼痛が原因であることが多く，左房後壁の焼灼時に出現しやすい。焼灼中にわずかにでも体動がみられたらいったん焼灼を中断し，鎮痛薬や鎮静薬を追加投与し，落ち着いてから焼灼を再開する。体動が大きくなると事故を誘発しかねない。わずかな体動やBIS値の上昇に気付いて早めに対処することが重要である。

文献

1) Samsoon GL, Young JR：Difficult tracheal intubation：a retrospective study. Anaesthesia 42：487-490, 1987.

chapter III

予防策
トラブルを未然に防ぐには？

トラブル・合併症に対する最大の対策は，それを未然に防止することです。術前・術中・術後管理の各場面で，どのような点に留意したらいいのかをまとめます。

予防策：トラブルを未然に防ぐには？

福井大学学術研究院医学系部門医学領域病態制御医学循環器内科
天谷直貴，夛田　浩

現在，カテーテルアブレーション治療は，ほぼすべての頻脈性不整脈に適応があるといっても過言ではない。治療する不整脈が，どのようなタイプの不整脈かを術前にきちんと判断することが肝心である。さらに各不整脈ならびに手技に特有の合併症を把握することも重要である。また基本的なことになるが，十分な病歴の把握や丁寧な診察により，心疾患ならびに動脈硬化の有無や，合併疾患を確認しておく。これらのことはトラブルを防ぐ予防策ともなりうる。本章では，基本に立ち返った，トラブルを未然に防ぐための予防策を記載させていただく。これから手技を始める方にとって一助となれば幸いである。

術前 ≫

1 術前（アブレーション前）評価

発作時の心電図から，アブレーション前に治療方針を考えることが第一となる。

頻拍時の心電図波形から，治療を行う不整脈が上室不整脈か心室不整脈かを見極める。上室不整脈であれば房室結節回帰性頻拍，房室回帰頻拍，心房頻拍，心房粗動，心房細動などの鑑別が必要となる。

また，心室性であれば特発性なのか器質心疾患に伴うものなのかの判断が重要となる。心電図波形から不整脈の起源を予想し，対応することが重要である。これは予想される不整脈のタイプ・部位によりあらかじめ準備する器具やアプローチ方法が変わるからである。さらに3Dマッピングシステムが必要か否かも判断しておくことが望ましい（治療の途中から3Dマッピングシステムの準備を行うことは，清潔野の汚染につながるため，患者の入室時にセッティングしておくことが望ましい）。

2 心疾患やそのほかの合併疾患の把握

心機能・合併疾患（糖尿病，腎機能，末梢動脈疾患，脳梗塞の有無や睡眠時無呼吸症候群など），心不全の有無および状態などを把握しておくことが合併症の予防ならびに対処において大切である。患者を丁寧に診察し電極カテーテルの留置部位，アクセス方法（穿刺部位）を決定する。特に各動脈においてその拍動の触知と血管雑音の有無をみておく。

高度の動脈硬化や末梢動脈の狭窄，大動脈弁狭窄症などで経動脈アプローチが望ましくない場合には，心房中隔穿刺による左心系アプローチを考慮する。

3 経胸壁心エコー検査および経食道心エコー検査

　心機能ならびに器質心疾患の有無の評価のため，経胸壁心エコー検査は必須である。低心機能例，特に心室瘤を有する症例では，アブレーション術前に経胸壁心エコー検査にて詳細に左室を観察し，血栓がないことを確認する必要がある。

　図1a〜cはカテーテルアブレーションの症例ではないが，前壁中隔の陳旧性心筋梗塞で左室駆出率38.4％の症例に対し心臓カテーテル検査を行った際，偶発的に左室心

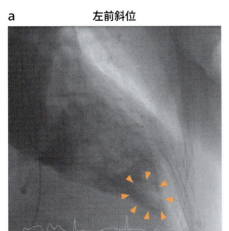
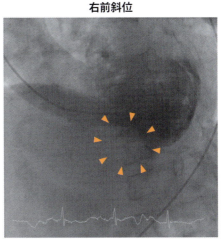
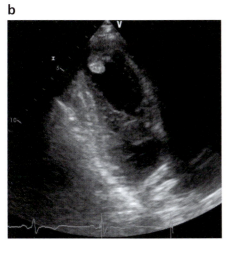
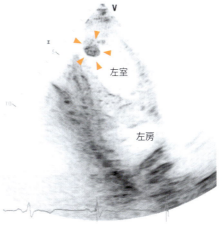
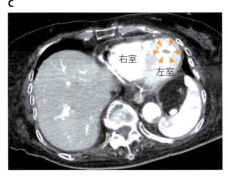

図1　左室心尖部血栓が確認された症例
a：左室造影。▶で囲った部分（左室心尖部）に透亮像を伴う血栓を認める。左室駆出率は38.4％。
b：経胸壁心エコー検査。▶で囲った部分（左室心尖部）に 19.5 × 9.8mm の血栓を認める。
c：胸部造影 CT。▶で囲った部分（左室心尖部）に血栓を認める。

尖部血栓が確認された症例である。本症例はワルファリンにて抗凝固療法を行い，約1カ月後の心臓超音波検査で血栓の消退を確認している。

図2a～cは右室瘤起源の心室期外収縮に対しアブレーションを行った症例である。術前より心臓超音波検査および造影CTにて右室の拡大と瘤形成を認めていた（**図2a, b**）。術後1カ月の時点でのフォローアップの心臓超音波検査（**図2c**）で右室心尖部に26×10mmの血栓を認めた。心室瘤を認める場合には定期的な心エコー検査での経過観察と，場合により抗凝固療法が必要となる。

なお，左室心尖部心室瘤を合併した心室不整脈のアブレーションの場合，経胸壁心エコー検査で血栓が確認されなくても，腎機能に問題がなければ術前に左室造影や，ときには右室からの心腔内エコー検査で再度血栓の有無を確認したほうがよい。心尖部はエコー検査で十分に描出できないケースがあることや，左室造影により左室内腔が明らかとなり，左室内でのカテーテル操作がより安全・確実となる。

また，心房細動のアブレーションや経心房中隔での左室アプローチを行う場合には，経食道心エコー検査が必要である。**図3**は持続性心房細動の患者で，左房径は43.1mmであった。経胸壁心エコー検査ではモヤモヤエコーを認めるものの血栓は指摘できなかったが，経食道心エコー検査では左心耳に26×15mmの大きな浮遊血栓を認めた。

4 セデーション

用語解説 CPAP
持続的気道陽圧法
（continuous positive airway pressure）

用語解説 ASV
適応補助換気
（adaptive support ventilation）

通常，当院では心房細動ならびに器質的心疾患のアブレーションについてはセデーション下にアブレーションを行っており，患者が苦痛なく治療できるよう心がけている。そのため，睡眠時無呼吸症候群などがある場合にはCPAPやASVをあらかじめ準備して治療に臨んでいる。静脈麻酔としては，チオペンタール50～100mg，場合によりペンタゾシン7.5mgを静注したあとデクスメデトミジンを持続投与（初期負荷投与量6.0μg/kg/時，維持投与量0.7μg/kg/時）している。

5 電気的除細動

持続性～慢性心房細動や器質心疾患に伴う心室頻拍のアブレーションでは，複数回の電気的除細動を要することがある。パドルによる除細動は時間を要したり，清潔野が汚染されたりする可能性があるため，電気的除細動を要すると予想される症例については，あらかじめ除細動パッチを装着しておくことが望ましい。

6 心房中隔穿刺

特に心室頻拍のアブレーションなどでは，術中の観血的動脈圧のモニタリングを行う。心室頻拍などの頻脈性不整脈では，頻拍開始時に血圧が保たれていても徐々に血圧が低下してくることがあるため，動脈圧のモニタリングは重要である。不整脈のマッピングのみに気を取られず，患者の全身状態を把握することが大切である。また，観血的動脈圧のモニタリングのメリットとしてはイソプロテレノール負荷時の血圧低下や心タンポナーデを早期に診断するのにも役立つことである。

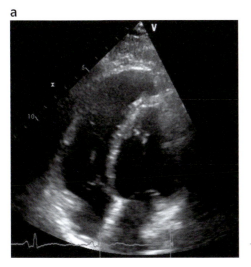
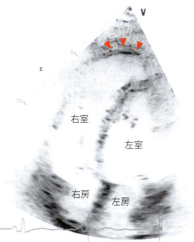
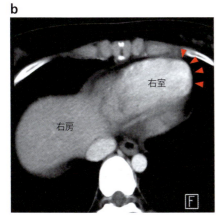
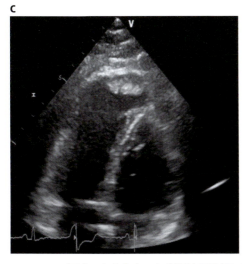
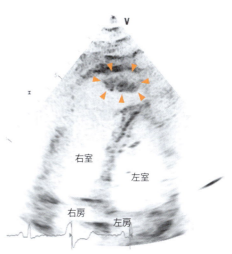

図2　右室由来の心室期外収縮例に対するアブレーション症例
a：アブレーション前の経胸壁心エコー検査。▶に右室の拡大と瘤形成を認める。
b：アブレーション前の胸部造影CT。▶に右室の拡大と瘤形成を認める。
c：アブレーション1カ月後の経胸壁心エコー検査。▶で囲った部分（右室心尖部）に26 × 10mmの血栓を認める。

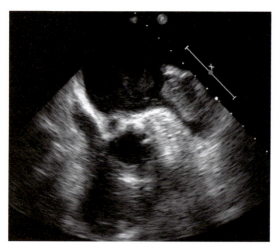
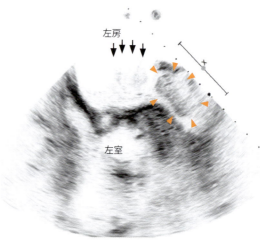

図3　経食道心エコー検査
左房径は43.1mm。▶で囲った部分（左心耳）に26×15mmの血栓を認める。また，左房内にモヤモヤエコーを認める（→）。

術中 »

カテーテルアブレーションに関連する合併症としては，心臓穿孔・心タンポナーデ，冠動脈損傷，冠攣縮・空気塞栓，刺激伝導系の損傷，血栓形成・塞栓症，食道関連合併症，肺静脈狭窄などが挙げられる。詳細についてはchapter Ⅱに譲るが，大まかに説明する。

1 心臓穿孔・心タンポナーデ

心膜腔へ出血し，一定量貯留すると，血行動態が破綻して心タンポナーデとなる。血圧低下によって気付くことが多い。心エコー検査にて確認する。X線透視では左前斜位でみた心臓後壁の動きが消失する。

輸液負荷・カテコラミン投与により血圧を維持しつつ，早急に心囊穿刺を行う。また，プロタミンを投与し，ヘパリンを中和して止血を期待する（ヘパリン1,000単位に対しプロタミンを1.0 mL静注する）。多くの場合，心囊穿刺の処置のみで自然止血されるが，損傷が大きい場合には外科的止血を要するケースもある。

原因としては，心房中隔穿刺に伴うもの，心筋へのカテーテルの強いコンタクト，過度の心筋焼灼などが挙げられる。

心房中隔穿刺に伴うケースは，穿刺の際に誤って右房後壁や大動脈壁を穿刺することによる。また穿刺針を過度に押し過ぎて，左房壁を穿刺することも原因となりうる。

その予防のため心腔内エコーガイド下での高周波心房中隔穿刺針を用いた，心房中隔穿刺が望ましい。心腔内エコーを用いて卵円窩を描出し，同部位で穿刺を行う。通常の金属針を使用すると，抵抗から穿刺針を押し付けて穿刺をしなければならない症例が多い。一方，高周波穿刺針は，針先端を軽く接触させて高周波通電するだけで穿刺可能であり，穿刺針を過度に押し過ぎて左房壁を貫くリスクが減らせる。

心筋へのカテーテルの強いコンタクトならびに過度の焼灼に関しては，愛護的なカ

テーテル操作と部位による適切な出力設定を行う必要がある。解剖をよく理解し，心室自由壁・心尖部・心室瘤の部位など穿孔リスクの高い部位を認識することが大事である。なお心筋へのカテーテルのコンタクトについてはSMART TOUCH™カテーテル（Biosense Webster社）を用いてコンタクト・フォースモニタリングを行う方法も有用である。適正かつ安全なコンタクト・フォース値として15〜20gが推奨されている。なお，わが国の木村らはコンタクト・フォース（10〜20g）を用いた心房細動アブレーションの有用性を報告している[1]。

2 冠動脈損傷

冠動脈損傷は，大動脈冠尖内でのカテーテル操作および通電にて生じる可能性がある。大動脈冠尖内で通電する場合には，アブレーション前に冠動脈造影を行い，冠動脈入口部の位置を確認する必要がある。通常，通電部位は冠動脈入口部から1cm以上離れていることが望ましい。

そのほか，大心静脈内からや肺動脈内からの通電でも冠動脈に近い場合があるため，冠動脈の走行に注意を要する[2]。

3 冠攣縮・空気塞栓

特に左心系のアブレーションにより冠攣縮[3]や冠動脈の空気塞栓が生じることがあり，常に血行動態ならびに体表面心電図をモニターしておくことが重要である。ST変化が生じる場合には手技を中断し，冠動脈の造影（再造影）を行って評価する必要がある。

図4に症例を提示する。デクスメデトミジンでセデーション下に肺静脈の電気的隔離術を施行した。その後，CTIの線状焼灼中に血圧低下をきたし，心電図でⅡ・Ⅲ・aV$_F$にてSTの上昇を認めた。冠動脈造影を行ったところ，右冠動脈#2の99％スパズムを認めた。同スパズムはニトロ冠注により，速やかに解除された。セデーションおよび通電で冠攣縮が誘発されることがあり，あわてずに対応することが肝心である。

> **用語解説　CTI**
> 三尖弁−下大静脈間の解剖学的峡部
> （cavo tricuspid isthmus）

4 刺激伝導系の損傷

房室結節回帰性頻拍症ならびに刺激伝導系の近傍起源の不整脈のアブレーションにおいては，房室ブロックのリスクに十分注意をすべきである。特にHis束近傍起源の不整脈では，完全房室ブロックを生じる可能性がある。

房室結節回帰性頻拍のアブレーションでは，房室ブロックの合併を避けるため，遅伝導路アブレーション中は，通電の影響が速伝導路あるいは房室結節本体に及ばないように注意する。His束記録部位を確認し，その部位よりなるべく離れた部位から通電を開始する。

3Dマッピングシステムを用いてHis束記録部位をマーキングすることも1つの方法である。

当院ではCARTO UNIVU™（Biosense Webster社）を用いてHis束記録部位をマーキングし，3Dマッピング上に透視画像を貼り付けることで，安全かつ低被ばく線量での治療を行っている（**図5**）。

通電中に房室接合部調律がみられた場合には，必ず逆行性の速伝導路伝導を介した心房興奮が1：1で対応してみられることを確認する（**図6**）。きわめて速い（心拍数150/

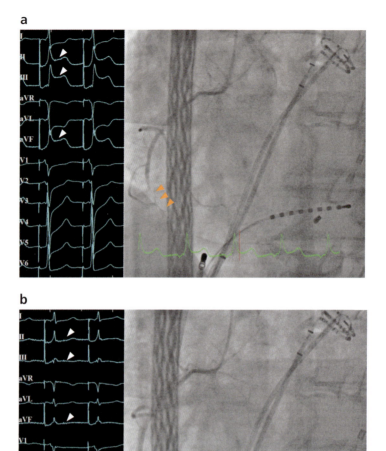

図 4　冠攣縮症例
a：心電図ではⅡ・Ⅲ・aVF で ST 上昇を認める（▷）。右冠動脈の造影では▶ #2 の 99% スパズムを認めた。
b：ニトロ冠注後。心電図で ST は基線に回復（▷）。右冠動脈の造影でも▶ #2 のスパズムは解除された。

分以上）房室接合部調律が出現した場合や上室頻拍出現時には速やかに通電を中止する。頻脈中は房室結節の位置が洞調律時より下がり，房室ブロックのリスクが高まるためである。

またHis束近傍起源の心室期外収縮の場合には，局所電位の先行度が大きく，かつ洞調律時にHis束電位が記録されにくい部位を詳細にマッピングする必要がある。たとえ最早期であってもHis束電位が記録される部位から通電を行ってはならない。先行度が最大でなかったとしてもアブレーションに成功する可能性があり，まずは房室ブロックをつくらないことを優先すべきである。最初は低出力から開始し，接合部調律の出現やインピーダンスの変化をみながら徐々に出力を上げる。

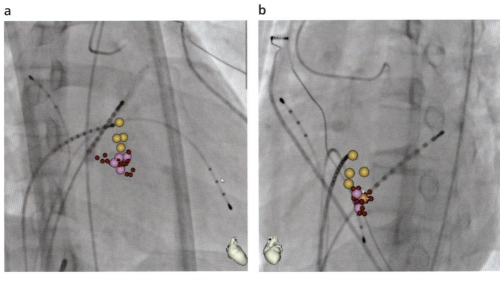

図5　CARTO UNIVU™ 画像
a：右前斜位。　b：左前斜位。　🟡His束記録部位，🟣接合部調律出現部位

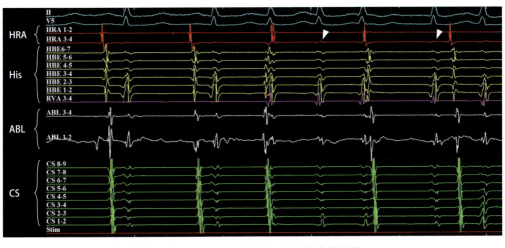

図6　遅伝導路アブレーション：通電中の房室接合部調律
速い房室接合部調律が出現し（▷），逆伝性の速伝導路伝導を介した心房興奮がみられていない。このような場合には房室ブロックの危険性が高く，即座に通電を中止する。
HRA：高位右房（high right atrium），His：His束，ABL：アブレーションカテーテル，CS：冠静脈洞（coronary sinus）

5 血栓形成・塞栓症

心房細動/心房粗動，心室不整脈（特に左心系）のアブレーションでは，血栓形成から塞栓症を生じるリスクがある。

術中，ヘパリンは末梢動静脈へのシース挿入後，直ちに投与する。その後はヘパリンを持続静注しながらACTを測定して凝固活性の抑制を維持する。

当院では左心系のアブレーションの場合，手技中は30分おきにACTを測定し，ACTを300〜350秒に維持するよう努めている。血栓形成の予防のため，左心系アブレーションではイリゲーションカテーテルの使用が望ましい。

用語解説 ▶ ACT
活性化凝固時間
（active clotting time）

これまでの報告[4]では，心房細動アブレーションに伴う脳梗塞，一過性脳虚血発作の合併症率は約1%であり，MRIで確認される無症候性脳梗塞は約10%の患者に生じているとされている。

6 食道関連合併症

前述の報告[4]によると，心房－食道瘻の合併症率は0.04%である。また食道のびらんおよび潰瘍が約20%[5]，胃食道迷走神経障害が約1%と報告されている。現在のところ確立された予防法はないが，

① 食道の走行を避けて左房後壁を焼灼する
② 食道上を焼灼する際には高周波通電出力を下げる（15～20W）
③ 食道温を測定し39～41℃以上で通電を中止する
④ クライオバルーンアブレーションの場合には，食道温が15～25℃以下となった場合に中止する
⑤ 術前，術後にプロトンポンプ阻害薬を投与しておく

などの方法が経験的にとられている。

図7に当院で経験した症例を提示する。本症例は心房細動に対するクライオバルーンアブレーション後に，胃食道迷走神経障害から胃蠕動不全をきたした。アブレーション7日後に嘔吐・腹満にて当院を再受診された。胃食道迷走神経障害に対し，エリスロマイシンおよびモサプリドなどで加療し，2週間程度で軽快した。

7 肺静脈狭窄

心房細動に対するアブレーションは，近年では拡大肺静脈隔離が主流となり，肺静脈狭窄（0.29%）の報告は減少している。しかしながらクライオバルーンアブレーションでの肺静脈狭窄の報告もあり，今後の経過を見守る必要がある。

図8は当院で経験した肺静脈狭窄の症例である。心房細動アブレーション（2nd

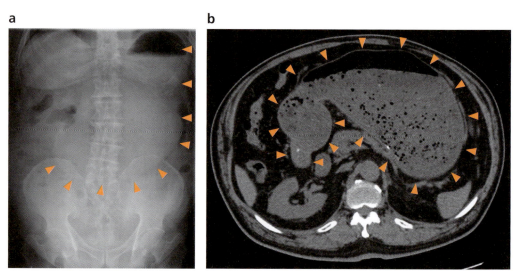

図7　心房細動に対するクライオバルーンアブレーションを施行した症例（施術後7日目）
a：腹部単純X線写真。▶部に著明な胃拡張を認める。
b：腹部単純CT。▶部に胃幽門部からの著明な胃拡張と胃内容物の貯留を認める。

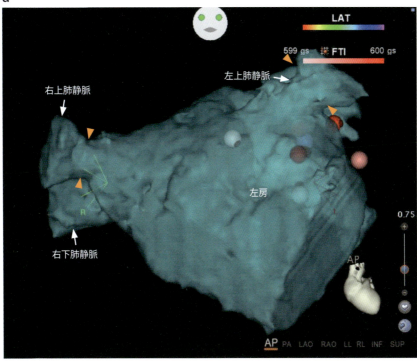
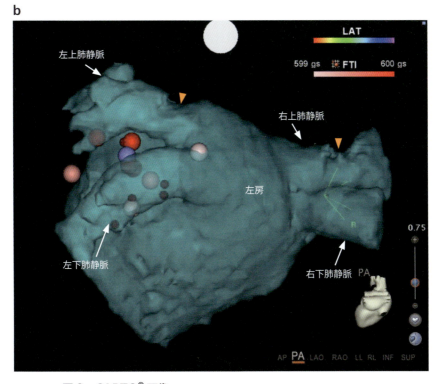

図8 CARTO® 画像
a：AP view。
b：PA view。
▶部に左上肺静脈ならびに右上肺静脈の50％狭窄を認める。

session)時のCARTO®画像では左上肺静脈ならびに右上肺静脈に50%程度の狭窄を認める。ただし無症状で狭窄の程度も軽いため経過観察のみとなっている。

その他の合併症 »

　心房細動アブレーションを含めた左房系のアブレーションでは左房壁，特に左心耳や左房天蓋部をカテーテルやシースで損傷することがある。これらについては丁寧なカテーテル操作と，透視画像や3Dマッピングにより正確にカテーテル位置を把握することが重要である（誤った位置・方向にカテーテルが進まないかをしっかりと見極める必要がある）。

　さらにリング状カテーテルが誤って左室内に入った場合に，リング部分が僧帽弁輪の検索にトラップされることがある（リング状カテーテルを反時計方向に回転させてしまうと生じやすい）。このような際に強引に引っ張って抜去を試みると，僧帽弁の損傷やカテーテル自体の破損・断裂を生じることがある。シースを慎重に操作して左室に進めることや，カテーテルを時計方向に回転させることで，リング先端が開放されることもある。ただし外科的に解除を要するケースもありうる。この合併症を予防するために，リング状カテーテルを操作する際には，必ず時計方向にトルクをかける必要がある。

　イリゲーション・カテーテルを用いたカテーテル・アブレーションでは，想定以上の補液（生理食塩水）が負荷されてしまうことがある。治療中は点滴のみならず，イリゲーション・カテーテルからの補液量も把握し，適切なin-out balanceを保つ必要がある（心房細動や心機能低下例ではときに肺水腫／心不全を併発することがあり，適宜利尿薬を使用する）。

　また，血管穿刺に伴う合併症として，血腫・後腹膜血腫，仮性動脈瘤，動静脈瘻などや，鎖骨下静脈／内頸静脈穿刺に伴う血胸・気胸などがある。これらはカテーテル・アブレーション特有の合併症というわけではなく，心臓カテーテル検査・治療に関連する一般的なものである。対応については成書を参照されたい。

　上記のような点に十分注意することでトラブルを未然に防ぎ，合併症を減らすことができる。本書がこれからアブレーションを学ばれる医師にとって，少しでも役に立てば幸いである。

文献

1) Kimura M, Sasaki S, Owada S, et al：Comparison of lesion formation between contact force-guided and non-guided circumferential pulmonary vein isolation: a prospective, randomized study. Heart Rhythm 11：984-991, 2014.
2) Roberts-Thomson KC, Steven D, Seiler J, et al：Coronary artery injury due to catheter ablation in adults: presentations and outcomes. Circulation 13：1465-1473, 2009.
3) Hishikari K, Kuwahara T, Takahashi A, et al：Severe coronary artery spasm during radiofrequency ablation for atrial fibrillation. Int J Cardiol 172：e513-515, 2014.
4) Cappato R, Calkins H, Chen SA, et al：Updated worldwide survey on the methods, efficacy, and safety of catheter ablation for human atrial fibrillation. Circ Arrhythm Elctrophysiol 3：32-38, 2010.
5) Knopp H, Halm U, Lamberts R, et al：Incidental and ablation-induced findings during upper gastrointestinal endoscopy in patients after ablation of atrial fibrillation：a retrospective study of 425 patients. Heart Rhythm 11：574-578, 2014.

索引

あ

アデノシン ……………………………………… 90
アデノシン三リン酸 ………………… 11,118,163
アブレーションライン ………………………… 188
アプローチ ……………………………………… 177
異常電位記録部位 ……………………………… 132
イソプロテレノロール ………………………… 164
イリゲーションカテーテル ……………… 135,179
インピーダンス ………………………………… 46
インフルエンザ様症状 ………………………… 53
植込み型除細動器 ………………………… 14,131
右脚ブロック …………………………………… 15
右室期外刺激 …………………………………… 36
右室流出路 ………………………………… 124,142
　　―造影 …………………………………… 142
右房壁損傷 ……………………………………… 169
右房峡部 ………………………………………… 11
永続性接合部回帰頻拍 ………………………… 36
エコーフリースペース ………………………… 50
円周状マッピングカテーテル… 100,101,102,108
エンドポイント ………………………………… 28
横隔神経 ………………………………………… 81
　　―障害 …………………………………… 81
　　―ペーシング ………………………… 83,85
　　―捕捉 ………………………………… 82,83
　　―麻痺 ………………………… 80,81,86,129
横隔膜下動脈の損傷 …………………………… 128
横隔膜挙上 ……………………………………… 85
横隔膜捕捉 ……………………………………… 81
嘔吐 ……………………………………………… 60

か

咳嗽 ……………………………………………… 53
ガイドワイヤー …………………………… 6,7,153
解剖学的異常 ……………………………… 153,184
解剖学的焼灼法 ………………………………… 69
覚醒 ……………………………………………… 214
拡大肺静脈隔離 ………………………………… 95
過剰な焼灼 ……………………………………… 53
仮性動脈瘤 ……………………………………… 206
下大静脈 ………………………………………… 24
下大静脈―三尖弁輪間 ………………………… 22
活性凝固時間 ………………… 2,18,99,144,173
活動電位高 ……………………………………… 83
カテーテル ……………………………………… 40
　　―操作 …………………………………… 170
　　―ポジション …………………………… 188
　　―迷入 ……………………………… 96,97
　　―留置 …………………………………… 4
　　―レポート ……………………………… 195
カテコラミン …………………………………… 117
カプノメータ …………………………………… 212
下壁梗塞 ………………………………………… 15
可変式シース …………………………………… 114
カラードプラ …………………………………… 197
冠静脈洞 ………………………… 2,26,84,105,142
　　―憩室 …………………………………… 183
　　―カテーテル …………………………… 170
　　―内マッピング ………………………… 114
完全狭窄 ………………………………………… 149
肝臓腫大 ………………………………………… 153
肝臓損傷 …………………………………… 127,155
冠動脈拡張術 …………………………………… 151
冠動脈狭窄 ……………………………………… 184
冠動脈造影 ……………………………………… 155
冠動脈損傷 …………………… 128,144,146,147,221
冠動脈攣縮 ……………………………………… 151
冠静脈洞 ………………………………………… 40
冠攣縮 ……………………………………… 149,221,222
期外刺激法 ……………………………………… 27
気胸 ………………………………………… 74,77
起源部位 ………………………………………… 14
器質的心疾患 …………………………………… 135
基礎心疾患 ……………………………………… 124
基本カテーテル留置 …………………………… 23
奇脈 ……………………………………………… 169
脚枝間リエントリー性頻拍 …………………… 163
逆伝導時間 ……………………………………… 36
逆行性アプローチ ……………………………… 197
逆行性副伝導路 ………………………………… 181
急性心筋梗塞例でのVT storm ………………… 139
胸痛 ……………………………………………… 53
局所電位の解釈困難 …………………………… 179
虚脱軽度 ………………………………………… 76
虚脱中等度以上 ………………………………… 76
筋肉痛 …………………………………………… 53
空気塞栓 …………………………………… 92,221

クライオバルーンアブレーション	3,12,55,63,86	高密度マッピング	108
クライオバルーンカテーテル	82	呼吸苦	53
クライオバルーン操作法	83	誤穿刺	75
経胸壁心エコー	217	コンタクトフォースセンサー付きアブレーションカテーテル	179
頸静脈穿刺	38		
経食道心エコー	45,46,217	**さ**	
軽度の虚脱	77	再穿刺	206
経皮的心嚢ドレナージ	173	左室心尖部血栓	217
経皮的心肺補助	21,132	左室補助デバイス	157
―装置	137,139	左心耳	81
頸部エコー	197	―血流	45
外科的アプローチ	145	―ペーシング	4
外科的開胸術	51	左房峡部	4
外科的止血術	79	左房後壁	49
外科的修復術	68	左房造影	8
血圧変化	169	左房天蓋部	111
血液製剤	51,155	―線状焼灼	111
血管穿刺	4,38	三尖弁輪近傍	124
血管損傷	169	四腔像	19
血管迷走神経反射	89	刺激伝導系の損傷	144,221
血胸	74	自己血回収装置	174
血行再建術	54	至適通電部位	28
血行動態	136	斜走副伝導路	180,182
―不安定VT	130	周期長	34
血腫	206	出血	129
血栓	46	術前評価	14
―形成	223	症候性多発性脳塞栓症	45
―塞栓症	44,144	上大静脈	81,84,106
欠損孔	51	上中隔副伝導路	165
血痰	53	小児	35
倦怠感	53	―のカテーテルアブレーションの適応	35
高位右房	26	―不整脈	195
抗凝固薬リバース	174	上肺静脈入口部	8
抗凝固療法	9,47	上部消化管内視鏡検査	68
高周波アブレーション	55,63	食道移動法	58,65,66
高周波通電	172	食道温モニター	3
高度狭窄	56	食道温度	60,65,108
高度の虚脱	77	食道関連合併症	224
抗頻拍ペーシング	131	食道障害回避法	66,69
後腹膜血腫	208	食道神経障害	58,62
抗不整脈薬	120	食道造影	59,60
興奮の伝播	17	食道内冷却法	65
		食道迷走神経叢	59

食道瘻	64
――の確定診断	67
除細動機器	135
ショックバイタル	207
徐脈	89, 91, 94
――頻脈症候群	94
心エコー	49
心外膜アブレーション	123, 128
心外膜アプローチ	123, 127, 145
心外膜側の伝導残存	111
心外膜起源	122
心外膜副伝導路	182
心外膜マッピング	114
心筋裂傷	169
心腔内エコー	19, 126, 127, 149, 159
心原性脳塞栓症	45
人工血管	202
心室期外収縮	163, 219
心室穿孔	171
心室頻拍	14, 124, 131, 135, 148
――アブレーション	157
新鮮凍結血漿	159, 174
心尖部近傍	124
心臓および他臓器の損傷	152
心臓自立神経叢	89, 91
心臓穿孔	220
心臓電気生理学的検査	22
心臓壁損傷	75
心タンポナーデ	48, 89, 93, 99, 147, 156, 157, 168, 220
心内エコー	6
心内心電図	117, 165
心嚢水	50, 154, 158, 159, 172
心嚢ドレナージ	155, 158, 175
心嚢穿刺	147
心拍数変動	95
心不全	21
心房期外収縮	119
心房興奮順序	33
心房細動	2, 118
心房粗動	11, 22, 186
心房粗動回路	11
心房中隔穿刺	4, 41, 97, 218
心房中隔内へのカテーテルの迷入	96
心房中隔卵円窩	5
心房伝播	25
心房頻拍	166
心房壁損傷	171
心膜炎	175
心膜横隔束	81, 82
心膜横隔動脈	81
睡眠時無呼吸症候群	3
スチームポップ	144
スパイラルカテーテル	121
接合部調律	33
セデーション	218
穿刺角度	153
全身麻酔	38
前中隔副伝導路	166, 184
先天性心疾患	38
前壁梗塞	15
造影剤	6, 7
総腸骨静脈の造影	191
僧帽弁	71
――逆流	73
――峡部線状焼灼術	111
塞栓症	223
速伝導路	33
側面透視	191

た

体外循環	195
大心臓静脈基部	4
大腿動静脈の解剖	205
大腿動静脈の穿刺関連合併症	204
体動	214
大動脈造影	142
大動脈洞	142
大動脈内バルーンパンピング	21, 132, 160
多極カテーテル	4, 23
多形性心室頻拍	136
多点マッピング	115
単心房	41
遅伝導路	29
――の焼灼	33
中枢性無呼吸・低換気	214
中中隔副伝導路	184

長期持続性心房細動	90	—困難	100,101,102
直接造影所見	99	—術	54,102
陳旧性広範囲前壁梗塞	133	肺静脈狭窄	52,55,224
鎮静	37,90,211	肺静脈形成術	54
追加通電	93	肺静脈前庭部	100
低換気	210	肺静脈造影	7,8,53
低左心機能	21	肺静脈電位	10,104
適応補助換気	3	バイスペクトル指数	3,37
適切な穿刺部位	205	肺尿パック	37
デフレクタブルシース	178	肺野	154
電位指標肺静脈隔離術	103	ハイリスク部位	184
電気ショック	90	発症頻度	45,57
電気生理学的マッピング	69	バルーン拡張術	56
電気生理検査	131	反時計方向	22
電気的除細動	218	左下肺静脈	53
電極リード	199	左冠動脈	143
典型的fast AVNRT	30	左上大静脈遺残	84,184,198
典型的slow AVNRT	30	左上肺静脈	12,53
テンティング	6	左前斜位	97,127
洞機能	89	左側臥位	98
洞結節近傍	93	左鼠径部	190
動静脈瘻	208	左肺静脈隔離	4
洞調律	106	左腕頭静脈	84
導尿セット	37	非典型的流出路VT	140
洞不全	22,88	非特異的症状	53
動脈圧モニター	2	頻回の除細動	45
動脈血酸素飽和度	154	貧血	78
動脈穿刺	128	頻拍機序診断の誤り	184
特殊な原因の血気胸	79	頻拍停止	137
特発性VT	141	頻拍の起源	17
時計方向	22	複合細分化心房電位	84,89
トラッピング	70	腹水	154
トルク	72	複数副伝導路	182
な		副伝導路	27,176
内頸静脈アプローチ	196	—電位	29
ニフェカラント	120	腹部エコー	155
乳児	41	腹部膨満	60
乳幼児の難しい症例への対処	193	不十分なリージョン形成	177
は		不整脈基質	124
肺虚脱	75	不整脈原性右室心筋症	124
肺疾患合併症例	75	不適切な焼灼部位選択	111
肺静脈遠位部における焼灼	53	プレセデックス	3
肺静脈隔離	10,109,118	ブロックラインの評価	111

ブロックライン未完成	110
プロトロンビン複合体濃縮製剤	51, 174
プロポフォール	3
閉塞性無呼吸・低換気	213
ヘパリン	46
弁下アプローチ	178
弁上アプローチ	178
房室回帰性頻拍	25, 28
房室結節	164
─回帰性頻拍	22
─回帰性頻拍の分類	30
─機能	89
房室ブロック	88, 93, 162
─発症頻度	163
─の予防	163
補充療法	78
細い肺静脈	53
発作性上室頻拍	22, 26

ま

麻酔	3, 37
麻酔関連トラブル	210
末梢血管トラブル	204
右下肺静脈	53
右冠尖	167
右冠動脈	143
右冠動脈空気塞栓	89
右鎖骨下静脈	4
右上肺静脈	53, 81
右前斜位	24
右肺静脈	81
ミダゾラム	37
無冠尖	164
無呼吸	210
迷走神経叢への熱障害	59
メコバラミン	85
面状アブレーション	121
モニタリング	211
もやもやエコー	45, 46

や

有効不応期	34
ユニポーラ電位波形	181
陽圧呼吸管理	75
幼児での電極配置	40

用手圧迫	208
予防策	216

ら

ライン上GAPの確認	113
リセット現象	27
流出路起源VTの位置	141
両室ペーシング機能付き植込み型除細動器	131
両心室補助デバイス	157
両側大腿静脈閉塞	199
両方向性ブロック	25
リングカテーテル	70
─の離脱困難	70
冷凍バルーンアブレーション	91
ロングシース	5, 6, 178, 192, 203
ロングワイヤー	38

A

ACT	9
activated coagulation time	2, 18, 99, 144, 173
activation map	22, 41, 136
ACTモニタリング	45
adaptive support ventilation	3
adenosine triphosphate	11, 118, 163
anti-tachycardia pacing	131
AoG	142
aortic sinus	142
aortography	142
AoS	142
ATP感受性心房頻拍	164
atrial fibrillation	118
atrial tachycardia	166
atrioventricular nodal reentrant tachycardia	163
atrioventricular node	164
atrioventricular reciprocating tachycardia	25
AVBRTの種類	31
AVNRT	163

B

BBRT	163
bispectral index	3, 37
BiVAD	157
biventricular assist device	157

bundle branch reentry tachycardia ········ 163

C

cardiac resynchronization therapy defibrillator
　··131,167
cavo tricuspid isthmus ································ 22
CFAE ··· 84
　―アブレーション ······································ 93
clockwise ··· 22
CMAP ··· 83
common atrial flutter ·································· 22
complex fractionated atrial electrogram
　···84,89
compound motor action potential ·········· 83
coronary sinus ···············2,26,40,105,142
　―diverticulum ·· 183
counterclockwise ······································ 22
CRT-D ··· 131,167
CT ······································ 20,55,61,67,92,
　　　　　　　　　　　　　101,128,197,201
CTマージ ··· 53
CTI ··· 221
　―の焼灼 ·· 24
　―の解剖学的特徴 ······························ 187
cycle length ··· 34

D

differential ペーシング法 ························· 25
direct current ··· 37
DOAC ·· 51
dormant 伝導 ·· 11
double potential ·· 24
double stop technique ····························· 84

E

Ebstein 奇形 ·· 184
ECG ·· 163
effective refractory period ····················· 34
electrocardiogram ·································· 163
electrophysiologic study ························· 22
exit block ··· 105

F

far field 電位 ··································· 104,106
fast/slow AVNRT ······································ 31
FFP ······································· 51,159,174
fistula ··· 68

follow-up CT ··· 53
fractionated potential ······························ 25
fresh frozen plasma ················ 51,159,174

G

ganglionated plexi ··································· 89
GAP 電位 ·· 113
GAP 同定 ·· 108
gastrointestinal fiberscopy ···················· 68
GIF ··· 68

H

high right atrium ······································· 26
high-density マッピング ························ 115
His-RV カテーテル ···································· 22
His 束近傍起源 ····································· 144

I

IABP ·································· 132,160
ICD ··· 167
immediate recurrence of AF ·············· 118
implantable cardioverter defibrillator
　···14,131,167
inferior ·· 22
　―vena cava ·· 24
inferolateral ··· 22
intra aortic balloon pumping ··· 21,132,160
intraCardiac echocardiography ········· 127
intravascular ultrasound ························ 56
IRAF ·· 118
isoproterenol ·· 164
ISP ··· 164
IVC 端 ·· 24
IVUS ·· 56

J

Jackman 電位 ··· 33
jump-up ··· 26,32
junctional rhythm ····································· 33

L

LCA ·· 143
left anterior oblique ······························ 127
left coronary artery ······························ 143
left inferior pulmonary vein ··················· 53
left superior pulmonary vein ················ 53
left ventricular assist device ·············· 157
leftward inferior extension ···················· 29

LV summit	141
LVAD	157

M

Mahaim束	182
mitral isthmus line	111
mitral isthmus line block	112
MRI	17, 124

N

narrow QRS tachycardia	31
NCC	164
non-PV起源	116
noncoronary cusp	164

P

PAC	119
Para-Hisianペーシング	26, 28
paraseptal	22
paroxysmal supraventricular tachycardia	26
PBs	81
PCC	51, 174
PCPS	132, 137, 160
percutaneous cardiopulmonary support	21, 132, 137, 160
pericardiophrenic bundles	81
permanent form of junctional reciprocating tachycardia	36
pop現象	169, 172
post-pacing interval	22
premature atrial contraction	119
premature ventricular contraction	163
prothrombin complex concentrate	174
pulmonary vein isolation	118
PVC	163
PVI	119

R

RCA	143
RCC	167
right anterior oblique	24
right coronary artery	143
right coronary cusp	167
right inferior extension	29
right inferior pulmonary vein	53
right superior pulmonary vein	53
right ventricle	22
right ventricular outflow tract	142
right ventriculography	142
roof line	112
―ablation	111
―block	112
RVG	142
RVOT	142

S

single atrium	41
single potential	25
sinus rhythm	106
sleep apnea syndrome	3
slow pathway	29
slow/fast AVNRT	31
slow/slow AVNRT	30
steam pop	159, 160, 161
substrate map	132, 138
superior vena cava	84

T

TCPCバッフル	200
touch up	85
triple potential	25

V

ventricular tachycardia	14, 124, 131, 135
voltage mapping	126
VT storm	134

W

wide circumferential PV isolation	69
Wolff-Parkinson-White症候群	22, 25, 179, 183

数字

12誘導心電図	125, 163
3Dマッピングシステム	8, 41, 53, 54, 117, 132, 136, 150, 189

カテーテルアブレーションのための
チャートで学ぶトラブルシューティング！

2017年4月1日　第1版第1刷発行

- 編　集　山根禎一　やまね　ていいち

- 発行者　鳥羽清治

- 発行所　株式会社メジカルビュー社
　　　　〒162-0845 東京都新宿区市谷本村町2-30
　　　　電話　03(5228)2050(代表)
　　　　ホームページ http://www.medicalview.co.jp/

　　　　営業部　FAX　03(5228)2059
　　　　　　　　E-mail　eigyo@medicalview.co.jp

　　　　編集部　FAX　03(5228)2062
　　　　　　　　E-mail　ed@medicalview.co.jp

- 印刷所　三美印刷株式会社

ISBN 978-4-7583-1437-4　C3047

©MEDICAL VIEW, 2017.　Printed in Japan

- 本書に掲載された著作物の複写・複製・転載・翻訳・データベースへの取り込みおよび送信(送信可能化権を含む)・上映・譲渡に関する許諾権は，(株)メジカルビュー社が保有しています．
  - JCOPY〈出版者著作権管理機構 委託出版物〉
    本書の無断複製は著作権法上での例外を除き禁じられています．複製される場合は，そのつど事前に，出版者著作権管理機構(電話 03-3513-6969，FAX 03-3513-6979，e-mail：info@jcopy.or.jp)の許諾を得てください．

- 本書をコピー，スキャン，デジタルデータ化するなどの複製を無許諾で行う行為は，著作権法上での限られた例外(「私的使用のための複製」など)を除き禁じられています．大学，病院，企業などにおいて，研究活動，診察を含み業務上使用する目的で上記の行為を行うことは私的使用には該当せず違法です．また私的使用のためであっても，代行業者等の第三者に依頼して上記の行為を行うことは違法となります．